Basic
Health
Psychology

ベーシック
健康心理学
● 臨床への招待

山蔦圭輔 著 Keisuke Yamatsuta

ナカニシヤ出版

まえがき

　近年，心身の健康を維持増進することや各種疾病予防を行うことに対する社会的ニーズが高まっています。こうした中，特に心理学の世界では，健康心理学や臨床心理学と呼ばれる学問領域において，こうした今日的なニーズに応えるために，人間の健康を対象とした研究・実践活動が盛んに行われています。そして，これら研究や実践の成果は，われわれの日常生活をより充実したものに方向づけるエネルギーとなる重要な役割を果たします。

　健康心理学は，マタラッツォ（Matarazzo, 1980）によると，「健康を増進し維持すること」「疾病を予防すること，また，治療すること」「疾病の原因を研究すること」「ヘルスケアシステムと健康政策を改善すること」をテーマとする学問です。一方，臨床心理学は，人間の心理・行動的な問題の発生機序（心理的メカニズム）の解明やカウンセリングの実践と研究，心理療法をはじめとした治療法の開発と効果検討，また問題を呈することを予防するための方法の検討などを主たるテーマとする学問です。両者とも，一致度が高く，妥当で正確性の高い研究成果を背景とした実践的援助活動を遂行することが共通する使命ともいえます。

　心身の健康維持増進や疾病予防，あるいは治療を行う時，その対象は健康な人から病気を抱える人まで幅広く，「点」に加え「線」や「面」でのかかわりをもつ必要があります。「点」を人間とした時に，その人の生育や今後の見通し（「線」）やその人が生活する環境（「面」）を十分に考慮した支援を実現することが，本来的な健康心理学・臨床心理学的支援につながります。

　ある人の健康行動を持続させることを目的とした支援を行う際，「今まで健康行動を行わなかったその人なりの意味」などを十分考えること（「線」をみつめる）が重要です。そして，ここでは，支援者として，その人を十分にみつめ，期待をかけて支援にあたることも求められるでしょう。

　一方，その人を取り巻く環境をも幅広く知る（「面」をみつめる）ことで，支援の在り方を深く考えることもできます。たとえば，私たちが暮らす地域にはさまざまな人間が存在し，そこではさまざまな関係が生じています。この環

境が，その人にとって好ましく心身の健康度を高めるものであれば，それを持続する必要があるでしょうし，心身の健康度を低下させる好ましくない環境であるとするのであれば，何かしらの修正が求められるかもしれません。

　以上のように，心身の健康維持増進や疾病予防を念頭に置いた，「線」と「面」をとらえた支援を実現する場合，何よりもその人のことを知ることが大切です。その人のことを知ろうとする時，どこかで，自分自身の過去経験や価値観などで他者のことを評価してしまう（バイアスをかけてしまう）こともあるのではないでしょうか。こうした状態では，本質とは異なる見え方をしていることに気がつく必要があります。そして，バイアスを外すためには，支援者が自分自身の過去経験や価値観などをしっかりと理解することも必要不可欠です。

　見方を変えると見え方は多様に変化します。自分自身の見方が本質をとらえているものなのか否かセルフチェックすることも，対人支援を実践する際には重要な責務となるでしょう。そして，純粋に他者のことをみることができた時，今までとは異なる新たな出会いを体験することができ，豊かな人間関係に基づく支援がスタートします。

　さて，以上のように，健康心理学や臨床心理学の立場から心身の健康維持増進や疾病予防，あるいは治療を目指す時，支援者としての能力が問われます。そして，その能力は事前に蓄えている十分な知識や理論に担保される必要があります。

　本書では，健康心理学ならびに臨床心理学の視点から，対人支援を実践する際に必要となる基礎的知識や理論を中心にまとめました。本書でまとめた内容を万遍なく学習し，支援者としての土台を作り上げてください。また，これらの知識を踏まえ，現実的な生活でより心身の健康度を上げる方法を探索してください。

　本書の執筆を計画して数年間，辛抱強くお待ちいただいたナカニシヤ出版の宍倉由高氏，また，いつも的確なご指示をいただき筆の遅い私にお付き合いくださったナカニシヤ出版の山本あかね氏には，この場をかりてこころから御礼を申し上げます。また，いつも見守ってくれる私を取り巻く大切な「面」の人々に感謝申し上げます。

2014 年 12 月　クリスマスを目前の京都にて　山蔦圭輔

iii

目　　次

まえがき　　i

第 1 章　健康心理学とは …………………………………………1
第 1 節　健康心理学とは　　1
第 2 節　健康心理学の領域　　4
第 3 節　健康心理学の役割　　7
第 1 章のまとめ　　9

第 2 章　健康心理学の対象 …………………………………11
第 1 節　発達段階と健康心理学　　11
第 2 節　女性の健康心理学　　21
第 2 章のまとめ　　25

第 3 章　健康心理学と人間理解…………………………………27
第 1 節　人間理解のために　　27
第 2 節　行動と学習の心理学　　30
第 3 節　人間性心理学　　37
第 4 節　精神分析学　　43
第 3 章のまとめ　　51

第 4 章　健康行動 ………………………………………………53
第 1 節　健康行動とは何か　　53
第 2 節　日々の行動と健康・不健康　　54
第 4 章のまとめ　　59

第 5 章　健康教育とそのモデル …………………………………61
第 5 章のまとめ　　70

iv　目　次

第6章　ストレスと健康心理学　………………………………71
第1節　ストレッサーとストレス反応　71
第2節　ストレスと生理的反応　74
第3節　ストレスの基本型　75
第4節　日常的な出来事とストレス　78
第5節　ストレスの心理学的理解　79
第6節　ストレスコーピング　80
第6章のまとめ　85

第7章　健康心理学とストレスマネジメント　………………87
第1節　ストレスマネジメントとは何か　87
第2節　ストレスマネジメントの方法　91
第7章のまとめ　94

第8章　健康心理アセスメント　…………………………………95
第1節　アセスメントと心理検査　95
第2節　アセスメントと観察法　99
第3節　アセスメントと面接法　100
第4節　アセスメントの実際　102
第5節　心理検査の種類　104
第8章のまとめ　112

第9章　健康心理カウンセリング　……………………………113
第1節　健康心理カウンセリングの定義　113
第2節　健康心理カウンセリングと臨床心理学的支援・治療　114
第3節　治療的介入と心理療法　119
第9章のまとめ　133

目　次　v

第 10 章　健康心理学と臨床的問題 ························135

第 1 節　精神疾患と診断基準　135

第 2 節　異常と正常　137

第 3 節　代表的な精神疾患　138

第 10 章のまとめ　149

第 11 章　健康心理学と臨床現場における実践 ···············151

第 1 節　臨床現場　151

第 2 節　臨床実践に備えて—個人を対象としたアプローチの
　　　　方法　152

第 3 節　支援を実践するために　157

第 11 章のまとめ　162

引用文献　163

索　　引　169

TOPICS
1　心理学の誕生と展開　6
2　健康日本 21　14
3　信頼性と妥当性　29
4　パブロフの条件反射理論（古典的条件づけ）　33
5　強化スケジュール　36
6　欲求の種類　40
7　自己概念　41
8　自我の芽生え　47
9　アタッチメント　48
10　心身症　74
11　タイプ A 行動パターン　77
12　マインドフルネス　84
13　職業ストレス　90
14　場面見本法・行動見本法・時間見本法　101
15　観察とアセスメント　102
16　状態と特性　104
17　各種検査とテストバッテリー　112
18　思考の中断法　125
19　不安階層表　127
20　ストレス免疫訓練　130
21　I am OK. You are OK.　132
22　外因性・内因性・心因性　136

第1章
健康心理学とは

　心理学は人間を理解することを志向した学問です。心理学の世界では，科学的な方法を用いて，より客観的な人間理解を行うための数々の工夫がなされています。心理学が誕生して以来，数多くの専門領域に分化しながら，多様な心理学が展開されています。心理学をベースに，人間の心身の健康維持増進や疾病予防を目指した心理学は特に健康心理学と呼ばれます。そして，健康心理学も多様な立場から検討が進められ，われわれの生活に数多く寄与する成果が発信されています。本章では，心理学と健康心理学，あるいはその他多様な心理学を概観するとともに，健康心理学の位置づけについて紹介します。健康心理学がどのような心理学なのか，また，健康心理学と密接に関係する各種心理学領域とどのようなつながりがあるのか，考えてみましょう。

第1節　健康心理学とは

　戦後，高度経済成長を経て，長きにわたる不況の時代に突入し，われわれのライフスタイルは大きく変容してきました。働くことだけではなく，いかに充実した日常生活を送るか，はたまた，仕事と生活とのバランスをいかにうまくとるかなど，今日的な課題は山積しています。一方，職業生活に目を向ければ，さまざまな職場でストレスをはじめとした労働者の問題が取り上げられ，適切な対処や支援を行うことが望まれています。

　日常生活にしても職業生活にしても，生活の質（Quality of Life）を高めることが必須となる時代において，心身の健康を高めることも同時に非常に重要なテーマとなっています。心身の健康を高めるための方法はたくさんあり，日々のウォーキングや筋力トレーニング，食事の工夫などは身体的健康を向上させ

2　第1章　健康心理学とは

るための有効な方法です。一方，心理的緊張状態を低減させるようなリラクセーション技法を用いることや趣味に没頭して日々のストレスから解放されることなどは，心理的健康を高める有効な方法といえます。

　心身の健康を高める方策は，以上で挙げた限りではなく，時と場合によって，その個人に合ったオーダーメイドの方法を用いることが求められます。一方，身体的健康と心理的健康は相関関係にあります。こうした考え方は心身相関と呼ばれ，特に心身医学の領域で用いられる用語ですが，心身の健康を議論する際には，念頭に置いておくべき大切な用語です。朝起きて体調がすぐれない場合，気分もすぐれない，反対に，体調が良く感じる場合，気分も良いなどといった関係が心身相関です。心身相関の概念から考えれば，心身の健康を高めるためには，身体と心の両面へ効果的な介入を実現する必要があるといえます。

　さて，心理学の領域で心身の健康を高めることを目的とした学問領域の代表格は，健康心理学です。健康心理学は，心理学的な立場から身体と心の両面へ効果的な介入を行い，われわれ人間の健康維持増進や各種疾病予防を担う一学問領域と説明することができます。健康心理学という学問領域は，1980年代はじめ，アメリカ心理学会（American Psychological Association；APA）の一学問分野として独立したのがはじまりといえます。その後，日本では，1988年に日本健康心理学会第1回大会が開催され，急速に展開し，現在に至ります。そして，健康心理学の誕生に貢献したマタラッツォによると，健康心理学には以下4つの主要な目的が存在することが示されています（Matarazzo, 1980）。

①健康を増進し維持すること
②疾病を予防すること，また，治療すること
③疾病の原因を研究すること
④ヘルスケアシステムと健康政策を改善すること

　これらの目的をみると，個人の心身の健康維持増進や予防のみならず，万人の健康を維持増進するための社会的システムの構築や，その方法論の検討，不健康な状態に導く要因の検討など，健康心理学が目指す方向は多岐にわたることがわかります。また，以下は一般社団法人日本健康心理学会が定める健康心

理学の定義です。

> **一般社団法人日本健康心理学会による定義**
>
> 　健康心理学とは，健康の維持と増進，疾病の予防と治療などについての原因と対処の心理学的な究明，及び健康教育やヘルスケアシステム，健康政策の構築などに対する心理学からの貢献をめざす学問である。
>
> 　このような健康心理学は，心理的な基礎および臨床研究はいうまでもなく，関連領域である医療・看護・保健・公衆衛生・教育・体育・スポーツ・栄養・社会福祉・生命倫理など関連領域との協同研究を進めている。

　以上の定義をみると，健康心理学の目的は心身の健康の維持増進であり，その方法として，心理学的な基礎研究（たとえば，健康行動が持続される心理的メカニズムを解明することなど）や臨床研究（たとえば，健康教育を実際に実施することで，その効果を検証することなど）が実施され，心身の健康に関与し得るさまざまな学問・実践領域と協働しながら，目的の達成を目指す学問とまとめることができるでしょう。

　また，健康心理学におけるテーマである健康について，WHO 憲章（World Health Organization：世界保健機構）では，「単に疾病又は病弱の存在しないことではなく，完全な肉体的，精神的，社会的福祉の状態である」と定義づけられています（WHO, 1948）。また，1998 年には，WHO 憲章の見直しにともない，健康の定義も改めて検討が行われました。その結果，「完全な肉体的，精神的，スピリチュアル及び社会的福祉の動的な状態であり，単に疾病又は病弱の存在しないことではない」という案が検討されました。スピリチュアルなものを定義中に採用するか否かで議論がわかれた結果，改訂には至りませんでしたが，こうした経緯は，心身の健康を手に入れるためには，身体や心理的側面，そしてそれらをとりまくさまざまな要因が最善の状態であることが望ましいといった考えからくるものといえます。身体的・心理的健康とそれを促進する生活の質（QOL）をはじめとした個人的な生活状況，物事の考え方，社会的な支援リソースの有無など，多様な要因を捉えていくことは，個人の健康維

4　第 1 章　健康心理学とは

持増進や予防を実現することにつながります。

第 2 節　健康心理学の領域

　健康心理学の領域を紹介する前に，心理学の領域をみてみましょう。日本心理学会第 78 回大会プログラム（2014）で分類されている発表のカテゴリーは，20 に分けられています（表 1-1）。

　表 1-1 のカテゴリーで示されている領域は，心理学の主たる領域であり，それぞれ研究・実践が進められています。たとえば，2. 人格では，人間の性格を測定する心理検査（性格検査）を開発するなどといった興味深い研究が進められています。そして，これは，人格心理学や性格心理学と呼ばれる心理学領域に該当します。また，4. 臨床・障害では，たとえばうつ病の発現・維持メカニズムが検討されたり，その治療法が開発され効果が検討されるなどといった研究が実践されています。そして，これは，臨床心理学やカウンセリング心理学と呼ばれる心理学領域に該当します。こうした中，健康心理学は，特に 18. スポーツ・健康にカテゴライズされる心理学領域といえますが，健康心理学は各心理学領域が複合している場合もあり，単純に分類することはできません。たとえば，健康心理学の対象が心理的不適応（病理や障害など）である場合，臨床心理学にカテゴライズされることもあるでしょう。

　表 1-2 は，一般社団法人日本健康心理学会が整理している，健康心理学研究で扱うキーワードです。

　表 1-2 をみると，たとえば，健康心理学の範疇である，論理療法や自律訓練法，健康心理カウンセリング，心身症，鬱傾向・不安，食行動・摂食障害は，臨床心理学の中で専門的に研究・支援が実施されることがあります。また，健康教育やストレスマネジメント，スポーツ・レクリエーションなどを，教育心理学や発達心理学の観点から検討することで，より有益な研究成果が発信できるとともに，実践する際には，その効果が高まることも期待できます。

　以上をまとめると，心理学の学問領域は細分化されているものの，重複する領域や類似する領域も多数存在し，健康心理学領域で扱われるトピックスも，各種心理学領域にまたがるもの，ということになります。現実的には，各領域

第2節 健康心理学の領域　5

表 1-1　日本心理学会第 78 回大会の発表カテゴリー

カテゴリー	研究・実践の主な対象・内容
1. 原理・方法	心理学的な方法論や心理学史など
2. 人格	人格の測定や自己研究など
3. 社会・文化	集団や社会文化が人間に与える影響など
4. 臨床・障害	病理・障害などのメカニズムの解明や介入法の検討など
5. 犯罪・非行	反社会的行動のメカニズムの解明や社会的問題の検討など
6. 数理・統計	心理学研究で用いられる統計手法の開発など
7. 生理	刺激と生理的反応との関連性など
8. 感覚・知覚	刺激の受け取り方や感覚の生起，錯覚など
9. 認知	刺激の認知活動（どのように受け取り評価するのか）など
10. 学習	条件付けや弁別学習など
11. 記憶	ワーキングメモリの検討や記憶の機能や忘却など
12. 言語・思考	文章理解や発話，思考のプロセスなど
13. 情動・動機づけ	モティベーションや自己効力感，情動反応など
14. 行動	愛他行動や利他行動，人間・動物の行動マネジメントなど
15. 発達	乳幼児，児童，生徒，成人の心身の発達など
16. 教育	教育法の開発や教育効果の検討，教育のメカニズムなど
17. 産業・交通	自動車や電車の安全な運行に関する研究など
18. スポーツ・健康	運動法の開発や効果の検討，心身の健康維持増進など
19. ジェンダー	男女平等意識や結婚観など
20. 環境	環境の安全性と心理的安定など

表 1-2　健康心理学研究のキーワード

健康観　アトピー　認知行動療法　健康心理アセスメント　糖尿病
論理療法　健康教育　冠動脈疾患　自律訓練法　健康政策　がん
東洋的行法　ストレスコーピング　エイズ　健康心理カウンセリング
ストレス　睡眠　マイクロカウンセリング　ストレスマネジメント
痛み　ヘルスケアシステム　QOL　高血圧　幸福感・喜び・希望
ウェルネス　心身症　ユーモア・笑い　自己効力感　慢性疾患
オプティミズム　ヘルス・ローカス・オブ・コントロール　バーンアウト
リラクセーション　生活習慣　肥満　スポーツ・レクリエーション
喫煙・飲酒　加齢　ターミナルケア　タイプ A 行動　鬱傾向・不安
ソーシャルサポート　怒り・攻撃性・敵意　食行動・摂食障害　免疫

で活動する研究者や実践家は，○○心理学の研究者・実践家としてのアイデン
ティティをもちながら健康心理学領域で活動することもあります。また，健康
心理学を主たるアイデンティティとして研究・実践に携わる人々も数多く存在
します。さまざまなアイデンティティがある中で，健康心理学に携わる時，共
通することは，「人々の心身の健康の維持増進と予防を心理学的な見地から考

TOPICS 1　心理学の誕生と展開

　1887 年，ドイツの心理学者ヴント（Wundt, W.）が，ライプチッヒ大学に心理学実験室を設立しました。心理学実験室で人間の心理を実験的に検討しようとしたことから，ヴントの心理学は実験心理学とも呼ばれ，心理学実験室が設立されたこの年が心理学誕生の年といわれています。そして，ヴントに師事した研究者は多く，たとえば，教育心理学領域における代表的な研究者であるホール（Hall, G. S.）や知能の研究の代表的な研究者であるキャッテル（Cattell, J. M.）などは，独自の心理学領域で数多くの研究を行っています。

　ヴントの実験心理学を契機に，ブレンターノ（Brentano, F.）の作用心理学やウェルトハイマー（Wertheimer, M.）のゲシュタルト心理学などがドイツを中心に展開します。こうした中，ヴントに師事したアメリカの心理学者ティチェナー（Titchener, E. B.）は，母国へ帰国し，構成主義心理学の中心的人物となりました。また，機能主義心理学の中心的人物であるジェームズ（James, W.）もまたヴントの影響を受けた心理学者です。構成主義心理学や機能主義心理学は，アメリカにおける初期の心理学を築き上げました。

　一方，アメリカでは，心理学の対象を客観的な行動としたワトソン（Watson, J. B.）の行動主義心理学が台頭します。ワトソンは，心理学の対象は人間の行動であることや心理学のなすべきことは人間の行動のコントロールであることなどをテーマとし，行動の学習を実験的に検討しました。また，行動主義心理学と同時期に，ソーンダイク（Thorndike, E. L.）は問題箱を用いた動物実験を通して，数度の施行を繰り返すことで，問題解決までの時間が短縮される（効果の法則）ことを提唱しています。こうした中，ワトソンに後続する研究者により，行動主義心理学は新たな展開を迎えます。たとえば，スキナー（Skinner, B. F.）は，行動主義心理学の立場から実験箱（スキナーボックス）を用いた動物実験を行い，数多くの知見を残しています。そして，古典的な行動主義心理学（ワトソンの行動主義心理学）とは異なり，こうした心理学は新行動主義心理学と呼ばれます。これらの心理学は，行動療法や認知行動療法の土台となっています。

　1050 年代以降，情報処理技術の発展とあわせ，人間の認知機能を情報処理のメカニズムになぞらえて考える認知心理学が台頭しました。ブラックボックスとして謎であった人間の認知的側面（ものの考え方や捉え方など）をコンピュータに置き換えて考えることで解明することを目指した心理学が認知心理学です。認知心理学領域の知見は，認知療法などといった心理療法の基盤となっています。

　1960 年代に入ると，アメリカでは，「人間が人間らしく生きること」を志向する時代になり，ここでは，マズロー（Maslow, A. H.）やロジャーズ（Rogers, C. R.）が中心となる人間性心理学が誕生します。人間性心理学では，「人間はそもそも良く生きる力をもっている」と考え，これがロジャーズの来談者中心療法の基盤となる考え方といえます。

　以上のように，心理学はドイツで誕生し，アメリカで育った学問といえます。そして，各心理学領域で培われた知見が，健康心理学領域の研究や実践の土台にもなっています。なお，上記の各心理療法は，第 9 章を参照して下さい。

える」という立場です。したがって，たとえ，心理学が専門でないにしても，こうした立場に立ち考えることができれば，健康心理学の研究・実践の第一歩を踏み出せることになります。

第3節　健康心理学の役割

　健康心理学のテーマは，「心身ともに健康的な生活を送ること」であり，健康心理学の世界では，こうしたテーマを実現するために，具体的活動ならびに研究が数多く行われています。マークスらは，健康心理学には以下の下位領域が存在し，それぞれ役割を果たしていることを示しています（Marks, Murray, Evans, Woodall, & Sykes, 2005）。

①臨床健康心理学（clinical health psychology）
②公衆健康心理学（public health psychology）
③コミュニティ健康心理学（community health psychology）
④クリティカル健康心理学（critical health psychology）

　臨床健康心理学は，特に身体的疾病を対象とした研究や援助を行う領域とされています。しかしながら，臨床場面における健康心理学ととらえるのであれば，身体的疾病に限らず，心理的不適応状態から適応に向けた有効な支援（たとえば，カウンセリングなど）を行うことも，臨床健康心理学の範疇といえます。また，公衆健康心理学は，学校や職場，地域の集団など，社会的集団に対する支援を行う領域であり，具体的には，心身の健康増進を目指した健康教育の実施などを行う領域です。加えて，コミュニティ健康心理学は，地域や集団の健康を向上させるため，さまざまな専門家が協働し，集団のシステムの改善やそこに所属する個人の健康度向上を支える領域です。さらに，クリティカル健康心理学は，保険医療制度や政策などを批判的に評価・検討するもので，その結果として改善された社会システムが集団や個人の健康度を高めるといった理念をもつ領域です。これらの領域は，互いに密接に関連し，全ての領域がバランス良く機能することにより，本質的な健康心理学的研究や実践が実現しま

8 第1章 健康心理学とは

す。

　以上の通り，健康心理学の役割は多様ですが，重要な役割のひとつに「予防」が挙げられます。予防には，第1次予防・第2次予防・第3次予防が存在します（Caplan, 1964）。第1次予防とは，健康な生活を送る支援をすることや，教育研修を行うことで，健康的な生活習慣あるいはストレス対処法などを身につけ，健康増進をはかるといった予防です。また，第2次予防は，早期発見・早期治療を目指した予防で，具体的には定期的に行われる健康診断やストレスチェックなどが挙げられます。また，早期発見・早期治療とあわせて再発予防なども第2次予防で実践されています。第3次予防は，健康が害されている状態（疾病を抱えている状態）から回復した際に必要となるリハビリテーションや社会復帰支援などといったことを指します。

　また，健康増進（health promotion；ヘルスプロモーション）も健康心理学の重要な役割です。ヘルスプロモーションとは，病気にかかる前に，自らが健康を管理するとともに改善する活動のことを指します。したがって，前述した「予防」も包括する概念ですが，予防にとどまることなく，身体的・心理的に最善の状態を維持し，さらに健康度を高めるための活動をも包括した概念がヘルスプロモーションです。

　ヘルスプロモーションの対象となる行動は，たとえば，喫煙行動やアルコール摂取，食行動やストレスマネジメント，自尊感情の高揚など多岐にわたります。なお，1986年11月21日にカナダのオタワで開催されたオタワ会議（WHOとカナダ政府主催）において，『ヘルスプロモーションに関するオタワ憲章』が提唱され，健康の維持増進を実現する活動戦略として，ヘルスプロモーションが推奨されました。ここでは，ヘルスプロモーション活動の5戦略として，①健康な公共政策づくり，②健康を支援する環境づくり，③地域活動の強化，④個人生活技術の開発，⑤ヘルスサービスの方向転換が挙げられるとともに，健康は生きる目的ではなく，生活の資源（生きるために必要不可欠なこと）であることが強調されています。

第１章のまとめ

　第１章では，健康心理学の理念や健康心理学の目的，健康心理学の領域など
を紹介しました。健康心理学は，心理学をベースとした応用心理学であり，人
間の心身の健康維持増進や疾病予防を目指した心理学とまとめることができま
す。また，健康心理学では，日々の生活の質（Quality of Life）を高めること
や各種問題の予防を目指した研究や実践的活動が遂行されています。さらに，
予防のみならず，疾患がある場合，その疾患の原因について研究を進めること，
ヘルスケアシステムや健康政策を改善することなども健康心理学の役割です。
こうしたことから，健康心理学は，多様な領域で，心身の健康維持増進を目指
した研究や実践的活動を行うとともに，ある環境に存在する心身の健康維持増
進を担う社会的システムを構築することをテーマとする学問といえます。

Key Words

生活の質（Quality of Life），WHO 憲章，臨床健康心理学，公衆健康心理学，
コミュニティ健康心理学，クリティカル健康心理学，第１次予防，第２次予
防，第３次予防，Health Promotion

第2章
健康心理学の対象

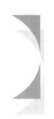

　第1章で紹介した通り，健康心理学は「心身の健康を維持増進すること，また予防すること」をテーマとした心理学の一領域です。したがって，人間が存在する環境でより良く生きることを目指すのなら，健康心理学的な視点をもちながら，有効なかかわりが求められます。本章では，健康心理学が実行される環境や健康心理学の対象となるさまざまな行動について紹介します。健康心理学が対象とする環境は，われわれの生活空間であり，また健康心理学が対象とするさまざまな行動は，日々の生活で呈する行動です。自らの体験と健康心理学の実際とを照らし合わせ考えてみましょう。

第1節　発達段階と健康心理学

　人間の発達を見渡した時，誕生から乳幼児期，児童期を経て思春期・青年期，成人期，壮年期，老年期へと移行します。そして，各発達段階では，それぞれの特徴に合致した健康心理学的支援を実行することが望まれます。たとえば，「健康日本21」(Topics2参照)では，人間の発達を，幼少期・少年期・青年期・壮年期・中年期・高年期の6段階に分類し，それぞれの健康に関する特徴を示しています。それぞれの健康に関する特徴をまとめると表2-1の通りです。
　また，発達研究で有名なエリクソン（Erikson, E. H.）が提唱する発達段階では，発達を乳児期・幼児前期・幼児後期・学童期・青年期・成年前期・成年期・老年期の8つの段階に分類しています（表2-2）。そして，各段階では，乗り越えるべき課題と乗り越えることができない時に生じる危機（クライシス）が想定されています。
　乳児期では，養育者に対する基本的信頼感を得ることが課題となり，この段

12   第2章　健康心理学の対象

表2-1　健康日本21による発達段階と健康に関する特徴

発達段階	特　　徴
幼少期（0歳〜4歳）	生理的機能の自立，人格・習慣の獲得
少年期（5歳〜14歳）	社会参加への準備，精神神経機能の発達
青年期（15歳〜24歳）	生殖機能の完成，大人への移行期
壮年期（25歳〜44歳）	仕事，子育てなど活動的，身体的機能の充実
中年期（45歳〜64歳）	身体機能が低下，身体障害の増加，がんや心疾患の増加
高年期（65歳〜）	人生の完成期，老化，健康問題が増加

表2-2　エリクソンの漸成発達理論

発達段階	課題と危機
乳児期	信頼　対　不信
幼児前期	自律　対　疑惑
幼児後期	自主性　対　罪悪感
学童期	勤勉性　対　劣等感
青年期	自我同一性の確立　対　自我同一性の拡散
成年前期	親密　対　孤立
成年期	生産性　対　自己陶酔
老年期	統合性　対　絶望

階で養育者との信頼関係が希薄な場合，危機として不信を抱えることになってしまいます。幼児前期は，排泄機能を調整することが可能となり，排泄器官への関心が高まる時期ですが，排泄器官への関心は養育者によるしつけによって抑制されます。そして，排泄の調整に失敗することで恥や疑惑を感じながら，自律性を獲得し，成長を続けます。幼児後期は，性器に対する関心が高まり，異性の親に対する性的感情が喚起される時期とされています。ここでは，許されない親への性的感情を抑え，罪悪感をもちながら，それを克服し，自主性を獲得します。学童期は，家庭外に対する関心が増し，仲間との関係の中で劣等感をもつ時期とされます。こうした中で，学業に専念するなどの勤勉性を獲得することで，劣等感を克服しながら，新たな劣等感と戦い成長します。青年期は，「自分とは何か（アイデンティティ）」を獲得することが課題となる時期ですが，反してその獲得に苦慮する時期でもあります。現実的な自己像にぶつかりながら，大人への第一歩を踏み出す時期といえます。成年前期は，社会的な対人関係を通して，友情や愛情を得る時期であり，また，新たな家族関係を構築する時期です。ここで，他者との親密性を獲得できない場合は孤立するとさ

れています。成年期は，社会における地位が確立するとともに，家庭を維持することが課題となる時期であり，日々の生活の中で自分自身や自分を取り巻く環境の停滞を感じることもあるとされます。老年期は，自己をあるがままに受け入れることが課題となるとともに，自己の統合（自己をあるがままに受け入れ最終的なまとめを行う）がうまくいかない場合，絶望を感じるとされています。また，目前に迫る死へと立ち向かう時期でもあります。

　これらの発達に関する考え方は，その発達段階に属する人々の健康を考え，また有益な支援を実現するためにも十分に理解をしたい考え方です。そして，各発達段階における健康心理学の役割を考えてみましょう。なお，本章では，発達段階を，乳幼児期・児童期・思春期・青年期・成年期・中年期・老年期の7段階に区分しその健康上の特徴や支援の在り方について紹介します。

（1）乳幼児期の健康心理学

　乳幼児期は，誕生してから老年期に至るまでの間でも，著しく身体面・心理面ともに成長する時期です。乳幼児期の子どもの健康を考える時，心身ともに著しく発達を遂げることを念頭に置くことが求められます。また，健康心理学的な観点から乳幼児期を検討するとき，乳幼児のみならず養育者の健康を検討することも必要不可欠です。

　乳幼児と養育者の健康を支援する取り組みとして，本邦においては，2014年までの母子保健の国民運動計画が設定され，その中で，「子どもの心の安らかな発達の促進と育児不安の軽減」が目標のひとつとして掲げられています。乳幼児の健康維持増進や予防も必要不可欠ですが，その養育者たちを十分に支援することも現代的な課題となっています。そして，現実的には，子どもを養育する時に生じるさまざまな課題を解決するため，自治体などが開催する乳幼児相談やさまざまなグループ活動やサークル活動が企画されており，こうした活動は，子どもを養育する養育者の心理的健康を高めることをひとつの目的とした活動ともいえます。

　そして，乳幼児に対する健康心理学的なかかわりとしては，「基本的な生活習慣の形成を支援すること」や「社会性の発達を支援すること」，「身体的発達を支援すること」などが挙げられます。こうしたかかわりも，乳幼児だけを対

TOPICS 2　健康日本 21

　健康日本 21 とは，日本国民の健康づくりに関する運動を支えることを目標とした厚生労働省による活動です。当初，2010 年度を目処とした各種健康づくりに関する運動が展開されていましたが，健康日本 21 中間評価報告（2007）の後，最終評価が 2011 年 10 月に公表されました。

　健康日本 21 における活動では，9 分野に 70 目標値が設定されました。目標値とは，たとえば，「20 代女性の痩身者を 15% 以下に留める」などといった具体的目標値であり，この目標値が，①栄養・食生活，②身体活動・運動，③休養・こころの健康づくり，④たばこ，⑤アルコール，⑥歯の健康，⑦糖尿病，⑧循環器病，⑨がん，の 9 分野にそれぞれ設定されました（表 2-3）。

表 2-3　健康日本 21　目標値と直近実績値

「健康日本 21」目標値の例		目標値	策定時のベースライン値	直近実績値
栄養・食生活	脂肪エネルギー比率：1 日当たりの平均摂取比率　20-40 歳代	25% 以下	27.1%	27.1%
	適正体重を維持している人の増加（肥満者等の割合）			
	20 歳代女性のやせの者	15% 以下	23.3%	22.3%
	20-60 歳代男性の肥満者	15% 以下	24.3%	31.7%
	40-60 歳代女性の肥満者	20% 以下	25.2%	21.8%
	朝食を欠食する人の減少　中学，高校生	0%	6.0%	7.2%
身体活動・運動	運動習慣者の増加			
	男性	39% 以上	28.6%	32.2%
	女性	35% 以上	24.6%	27.0%
	日常生活における歩数の増加			
	男性	9,200 歩以上	8,202 歩	7,243 歩
	女性	8,300 歩以上	7,282 歩	6,431 歩
休養・こころの健康づくり	ストレスを感じた人の減少	49% 以下	54.6%	61.3%
	睡眠による休養を十分にとれていない人の減少	21% 以下	23.1%	18.4%
	自殺者の減少	22,000 人以下	31,755 人	29,554 人
アルコール	多量に飲酒する人の減少			
	男性	3.2% 以下	4.1%	4.8%
	女性	0.2% 以下	0.3%	0.4%
	未成年の飲酒をなくす			
	男性（高校 3 年）	0%	53.1%	21.0%
	女性（高校 3 年）	0%	36.1%	18.5%
がん	がん検診の受診者の増加			
	胃がん	2,100 万人以上	1,401 万人	2,159 万人
	肺がん	1,540 万人以上	1,023 万人	1,832 万人
	大腸がん	1,850 万人以上	1,231 万人	1,844 万人

厚生労働省，2011；森・石川・茂木，2014 より

　以上をみると，目標値を達成できたものもありますが，悪化したものも存在します。こうした活動が終了したとしても，心身の健康度を高めるための個人的努力や地域をあげた活動は今後も必要不可欠です。

象として実施されることはなく，乳幼児と養育者の両者が対象です。

　たとえば，「基本的生活習慣の形成を支援すること」では，洋服の脱ぎ着や排泄行動，食行動など日常的な生活で必要不可欠な行動や習慣を身につけさせることなどが例として挙げられます。基本的生活習慣が整うことで，睡眠のリズムをはじめとした生活のリズムが整い，健康的な生活を送る基盤が形成されることが期待されます。また，ここでは，養育者や保育者に対する健康教育ならびに健康心理学的な情報提供が必要不可欠です。また，社会性を身につけることで，他者との円滑な関係を結ぶことが期待されます。そして，誕生後間もない乳児の場合，まずは養育者との愛着（アタッチメント）関係を形成することで，基本的な社会性を獲得され，その後，対人関係は広がりをみせます。また，同時にコミュニケーションツールとしての言語を獲得することで，他者とのコミュニケーションを構成し，自己統制をはかりながら，他者との関係を調整します。こうしたプロセスを通して，より広範にわたる人間関係を築く基盤が形成されます。したがって，「社会性の発達を支援すること」では，家庭や園などといった環境で生じる社会的関係を調整することを目的に，養育者に対する教育的支援や子どもの自己調整（たとえば，感情のコントロールなど）を促す教育が求められます。また，十分な身体活動を体験することで，筋肉の発達や操作活動の発達，また，精神的機能の発達が促進されます。さらに，運動習慣を身につけることで，将来的な生活習慣病のリスクを低減させることも期待できることから「身体的発達を支援すること」では，健康教育プログラムなどを活用し，日常的に継続可能な身体活動を行う機会を提供します。

（2）児童期の健康心理学

　乳幼児期を経て，就学すると，小学校のスケジュールに合わせた新たな生活リズムを身につけることが求められます。なお，小学生時代の子どもたちを児童，中学・高等学校などの中等教育を受ける者を生徒，大学・専門学校などの高等教育を受ける者を学生と呼びます。児童期に生じる健康関連問題は，たとえば，肥満の問題や睡眠の問題をはじめ，いじめの問題や不登校の問題まで多岐にわたります。健康的な生活習慣を獲得し，より適応的な生活を送るために，心身の健康度を高めることを目的とした健康教育的支援は有効です。

16　第2章　健康心理学の対象

　たとえば，小学生を対象とした「ストレスマネジメント教育」や「ソーシャルスキルトレーニング（Social Skill Training；SST）」などは，児童の心身の健康を維持増進する有効な手段です。また，「構成的グループエンカウンター」という方法を用いることで，児童の人間関係を調整することなど学級の環境調整が可能となることも期待できます。

　児童期にストレスマネジメント教育を実施することは，「将来的に曝されるストレスに対処するスキルを身につけること」と「今現在曝されているストレスに対処するスキルを身につけること」の両者が目的となります。こうした目的を達成するために，「ストレスマネジメント教育」では，呼吸法や筋弛緩法などといったリラクセーション法を体験し，自身で実行できるよう教育を行います。また，「ソーシャルスキルトレーニング」は，対人コミュニケーションの円滑化などを目的としたトレーニングであり，たとえば，他者との協調や自己主張の仕方などについて，具体的な体験を通し学習します。ストレスマネジメント教育同様，実際に体験することで，その方法を身につけ，自身で実行できることが目標です。加えて，「構成的グループエンカウンター」では，構造化されたプログラムを準備し，グループでそのプログラムを体験し，言語的・身体的交流，感情交流などを通して人間関係の調整を促すことが目標とされます。エンカウンターとは「出会い」を意味することばで，その環境で出会う他者との関係を構築する有効な手段ともいえます。学校教育場面では導入し易い方法であり，児童の関係性を確認することもできます。人間関係の調整が促されることから，学校不適応の発生を抑えることも期待できます。

（3）思春期の健康心理学

　思春期は第二次性徴の時期であり，思春期スパート（Tarner, 1978）と呼ばれるように，急激な身体的成長を体験する時期です。本書では，中学生の時代を思春期と仮定します。

　思春期では，たとえば，男子では骨ばった筋肉質な体格に変化し，女子では乳房のふくらみや腰回りに脂肪がつくなど，より女性らしい体型に変化します。これらの身体的変化は心理的な動揺を呼び起こすこともあり，身体的健康とあわせて心理的な健康についても十分に配慮が必要な発達段階といえます。そし

て，この時期，性的な関心も高まり，異性間の関係もこれまでとは異なり，より身体的・心理的に密接な関係へと変化を遂げます。また，思春期以降，ストレスの問題を抱える生徒も少なくありません。さらに，高い不安やうつ状態など精神疾患（第10章参照）に類似する状態や精神疾患を発症するリスクも高まります。そして，病的ではない悩み（進学や交遊関係，家族の関係など）を多く抱える時期でもあり，こうした悩みを共有できる同年代の友人との人間関係を構築することも課題となります。

思春期には，健康心理学的な観点から，「性教育を実施すること」や児童期同様に「ストレスマネジメント教育」を行うとともに，精神疾患をはじめとした心理的問題に関する「有効な情報提供と啓発」を行い，また，同じ悩みを共有できるような「ピア・サポート」を実現することも求められます。

「性教育」とは，発達に応じて，性に関する科学的な知識や社会的ルールを学ばせることとあわせて，性に関する個人の自覚（性自認）を深め，豊かな情操と健全な態度を培い，社会的人格の完成を目指す教育を指します。そして，現代の性教育は，単に，生理・解剖に特化した教育のみならず，男または女としての生き方の教育，男または女としての性の自認を確立させ，民主主義に立脚した性役割を体得させること，男女それぞれに自己理解と相互理解の能力を高めさせるための教育とされています。したがって，性交や生殖に関する性教育のみならず，男性・女性としての生き方をも含む教育が性教育といえます。男性的・女性的な成長や，男女間の関係性が変化する思春期において，本質的な性教育を実現することが求められます。

また，「情報提供と啓発」では，有益な情報を提供し，困ったときに役立てることを目指します。たとえば，社交不安症は，5歳以上から35歳以下で発症するとされていますが，10代が最盛期ともいわれます。したがって，思春期において，不安の問題に直面する可能性もあります。また，思春期では，不安のみならず，うつ病や統合失調症，摂食障害などの精神疾患を呈することもあります。これまでに経験したことがないような病的な状態に陥った時，理由もわからず，こうした状態に悩まされることも少なくありません。そして，ここでは，専門的な治療機関を受診することが望まれます。思春期で抱えるリスクがある精神疾患やストレスの問題について，正確な理解を促し，適切な対処

18 第2章 健康心理学の対象

法を選択できるよう情報提供と啓発を行うことが必要不可欠です。

　そして,「ピア・サポート」とは,たとえば同様の悩みを抱えたもの同士がお互いに聴き役に徹するなどの方法です。相互に同じような立場で同じような問題を抱えていることを自覚するとともに,情緒的交わりを通して,心理的安定が促進されることが期待されます。ただし,聴き役が思わず批判的な反応や助言をすることなどもあり,ピア・サポートによる支援を実践する際,注意深く関係を見守るファシリテーターの存在は必要不可欠といえます。

(4) 青年期の健康心理学

　青年期は,本書では高校生以降20代半ばまでとします。この時期は,少年少女から成人への過渡期であり,エリクソンの漸成発達理論 (Erikson, 1959)(表2-2)では,アイデンティティの確立が発達の課題となり,アイデンティティの拡散が発達上の危機とされています。また,この時期は,経済的に自立する助走の段階であり,モラトリアム(猶予期間)の時期とも呼ばれます。疾風怒濤のごとく通り過ぎてしまう時代でもあり,「自分とは何者であるか」の問いに対する回答を探す時期ともいえます。そして,青年期では,親からの心理的自立や自身の生活空間を確保し,将来的なキャリアの下準備をする時期ともいえます。理想的な自己イメージと現実的な体験との間で揺れ動き,自分自身が何者であるか,これからどのような人生を過ごしていくのかなどといった困難さを抱えることもあり,その場合には心理的サポートが欠かせません。また,喫煙行動や飲酒行動が始まる時期でもあり,さらに危険薬物や違法薬物などの問題も顕在化する時代ともいえます。

　こうした青年期では,揺れ動く自己イメージの中で生じる苦しさを軽減することを目的とした,「健康心理カウンセリング」(第9章参照)や「キャリア教育」などを実施するとともに,「喫煙や飲酒,薬物の摂取に関するかかわり」が求められます。

　「健康心理カウンセリング」とは,心身の健康上の問題を取り上げ,カウンセリングを行ったり,助言を行うことを指します。たとえば,高等学校や大学諸機関における生徒・学生相談の場や保健管理センターなどでは,健康心理カウンセリングの要素を取り入れた支援が行われます。また,「キャリア教育」

第1節　発達段階と健康心理学　19

では，職業の斡旋に限らず，現在の能力や技能，そして将来のビジョンを整理・明確化し，ライフ・キャリアならびにワーク・キャリアの土台を形成することが求められます。また，この時期，喫煙や飲酒行動の頻度は増し，薬物摂取の問題や薬物への依存の問題も発現し，これらの行動に対して十分なかかわりをもつことも課題です。好ましくない健康を害する行動は，好奇心から発動することも多く，行動が出現する以前の的確な情報提供は欠かすことはできません。たとえば，大学初期教育の場で十分に情報を提供するとともに，健康行動を啓発する取り組みは，青年期を生きる若者たちを支える健康心理学的支援といえます。

(5) 成年期の健康心理学

　青年期を乗り越え，ひとりの大人として自立した生活を送ることが求められる成年期（20代後半から40代半ば）では，働くことや家族を養うこと，社会的な地位を獲得していくことなどさまざまな生活上の課題に直面する時期ともいえます。また，この時期には，キャリア・アンカー（キャリア築く土台）ができあがり，今後の職業生活や日常生活をより豊かに過ごすことも課題といえます。

　成年期は，身体的にも機能が充実しており，元気に働ける時期でもあります。一方で，働き盛りの自殺や事故が増える時期でもあり，心身の健康度を高めるような有効な支援，たとえば，「職場における教育研修」など，健康教育的な実践が望まれます。また，家族生活の中で，子どもを育て，子どもの発達や病気を通して，自分自身の身体的健康を省みることも求められます。

　「職場における教育研修」では，たとえば，ストレスマネジメントをはじめとしたセルフ・ケアの方法を修得することや，組織として労働者を支援するライン・ケアの方法を知ることなどが実施されています。成年期では，自分自身の健康状態を最善に保つとともに，家族や同僚など，他者の健康を支援する立場に立つことも大切な課題です。

(6) 中年期の健康心理学

　中年期（40代後半から50代）は，老年期への準備状態であり，身体機能が

20　第2章　健康心理学の対象

低下していく時期です。また，更年期障害や高血圧などの問題に直面する時期でもあり，身体的健康を維持・増進する工夫が必要不可欠です。さらに，体つきや容姿の変化から自己イメージを書き換えることも求められます。また，子どもが巣立ち，夫婦二人きりの生活がはじまることや職業人生が終わり，余暇を手に入れるなど，これまでのライフスタイルが大きく変化する時期ともいわれます。このように，中年期は，身体的変化・心理的変化・環境的変化など大きな変化に直面する時期であり，社会的な支援を十分に享受し，健康的な生活を送る努力が求められる時期ともいえます。

　中年期では，趣味や健康問題，親の介護を通して新たな社会的ネットワークが形成される時期です。そこで，新たな社会的支援のリソースを同時に手に入れ，自分自身も社会的支援を提供する役割を果たすことで，地域における重要な役割を果たす存在になることも望まれます。そして，これから直面するであろう健康問題に立ち向かう準備も必要であり，健康増進のために毎日の運動習慣を身につけることも必要不可欠です。

(7) 老年期の健康心理学

　老年期（60代以降）は，人生の完成期であり，余生を楽しみ，新たな知識や技能を習得しながら，豊かな生活を送る時期ともいわれます。一方，身体的には老化が進み，これまでできていたことができなくなったり，健康問題に直面し，通院を余儀なくされたり，場合によっては介護を受けることが必要となるなど，身体的健康を維持することが課題となる時期です。また，高齢者のストレスが社会的な問題となり，ストレス関連疾患の発症予防や自死（自殺）予防などについての取り組みも盛んに行われています。高齢者のストレスは，近親者や友人の死や身体的機能の低下，健康不安や受診，入退院などによる疲弊など，高齢者特有のライフイベントが根底に存在します。また，不眠や不定愁訴，認知症を呈する人々も少なくなく，より専門的なかかわりが求められます。

　ここでは，「地域における包括的な支援」や，「保健医療福祉施設の専門家による具体的支援」が求められます。

　たとえば，地域における包括的支援では，生涯教育の観点から，市民大学などといった場において，さまざまな講座を受け，社会へ参画しているという実

感や連帯感，新たな知識や技能を獲得しているという成長を感じ取ることができるような取り組みが必要不可欠です。また，身体活動を通して筋力を維持するなど，寝たきりになることを防ぐため，また身体的健康を向上させるために，地域における運動指導も有効な手段です。そして，「保健医療福祉施設の専門家による具体的支援」では，たとえばケースワーカーによる生活支援などが挙げられます。

第2節　女性の健康心理学

　健康上の問題や寿命などには，性差が存在します。そして，周期性（月経サイクル）があり，妊娠・出産を経験することも女性の特徴といえます。また，この周期性は，心理社会的要因と密接に関係し，例えばストレスが負荷されることで周期性が乱れ，身体的・心理的な不調を呈することも少なくありません。そして，女性の心身の健康は，周期性をはじめとした生物学的要因に依存するばかりではなく，他者やメディアなど女性を取り巻く社会的な環境からの影響を多大に受けます。

　女性特有の健康上の問題は，健康心理学的な観点から検討するとともに支援することが必要不可欠です。ここでは，月経，更年期障害，妊娠・出産，がん，食行動について考えてみましょう。

(1) 月経と更年期障害

　月経には個人差があり，痛みや不快感を伴うため，個人の QOL を低下させる要因にもなり得ます。女性の月経サイクルは，卵胞期・排卵期・黄体期・月経の4段階に分類されます。このサイクルは，ホルモンバランスの変化により生じるもので，月経サイクルに応じて生理的変化のみならず心理的な変化が生じます。

　WHO は，月経前に生じる不快な心身症状を月経前症候群（Premenstrual Syndrome：PMS）と定義づけています。月経前症候群の特徴は身体的症状と心理的症状とに分けられ，前者では，胸の張りやめまい，頭痛，身体のほてり，吐き気，肌の不調，便秘などが挙げられます。後者では，イライラや抑うつ，不

22　第2章　健康心理学の対象

安，絶望感，心理的不安定さ，集中力の欠如などが挙げられます。また，月経前症候群と類似する概念として，アメリカ精神医学会（American Psychiatric Association；APA）から刊行されている DSM-5（Diagnostic and Statistical Manual of Mental Disorders. 5th ed.）（APA, 2013）（第10章参照）では，月経前不快気分障害（Premenstrual Dysphoric Disorder；PMDD）が示され，月経前症候群で生じる精神症状がまとめられています。

　月経前症候群に対する治療や支援法は，医学や臨床心理学，健康心理学の領域で盛んに検討が進められています。たとえば，医学的にはホルモンバランスを整えるためのホルモン療法などが有力な治療法とされています。一方，臨床心理学や健康心理学的なアプローチとして，うつや不安を低減させるための認知行動療法的なアプローチや，食事・運動習慣に介入するための食事療法や運動療法をはじめとしたヘルスプロモーションが有効です。

　そして，中年期では，卵巣からのエストロゲンとプロゲステロンの分泌が減少し，卵巣の機能が低下するとともに，排卵の頻度が減り，閉経に至ります。閉経は個人差が大きいとされていますが，50歳前後とされます。また，閉経の時期に近づくと，ホルモンバランスの変化などから，心身の不調を呈することがあり，こうした不調は更年期障害と呼ばれます。

　更年期障害の症状は，ほてり，のぼせ，血圧の変化，動機，耳鳴り，微熱，うつ状態，不安，神経過敏，集中力の低下，頭痛，疲労，倦怠感などが挙げられます。更年期障害の症状として，月経前症候群と同様に身体的症状と心理的症状の両者が存在します。したがって，上述した医学的アプローチや臨床心理学・健康心理学的アプローチを効果的に導入する必要があります。

(2) 妊娠・出産

　妊娠・出産は女性特有のライフイベントです。妊娠中には，個人差はありますが，つわりや頻尿，便秘，眠気，気分の変化，不安定さ，いらいらなどが生じることがあります。このように，心理的変化を経験する可能性も高いことから，周囲の心理的サポートも必要不可欠です。なお，15歳未満の妊娠の場合，妊娠中毒症や低体重，低栄養児を出産するリスクが高まり，35歳以上の妊娠の場合，高血圧や妊娠糖尿病，分娩時合併症などのリスクが高まるとされてい

ます。

　特に出産後，2～3日後に生じる落ち込みや不安など気分の変化をマタニ
ティーブルーと呼びます。マタニティーブルーは出産に伴うホルモン変化，エ
ストロゲンとプロゲステロンの急激な減少が自律神経系に影響を及ぼすことが
原因と考えられています。また，こうした生理的変化に加え，子どもを出産し
たことによる生活の変化や育児に伴う睡眠時間の減少あるいは睡眠バランスの
変化，育児不安や孤独感なども影響します。したがって，マタニティーブルー
の状態にある女性に対して，妊娠時と同様に心理的サポートが必要不可欠です。
パートナーをはじめとした家族の何気ない言動がマタニティーブルーを抱える
女性のみならず，妊娠・出産を経験する女性にはプレッシャーとなり，思わぬ
心の傷を負わせてしまうこともあります。ある種，通常とはことなる心理状態
そして身体的状態にあることを周囲が認識しながら支援することが求められます。

　マタニティーブルーは一過性であることが多く，数週間で自然とおさまるこ
とが期待できます。一方で，気分の落ち込みや過度の不安が長期にわたり持続
される場合，産後うつ病が発症している可能性があります。こうした場合，心
療内科をはじめとした医療機関を受診することも必要です。

(3) が　　ん

　日本における3大死因は，男女問わず，悪性新生物（がん）・心疾患・脳血
管疾患です。その中でも，死因の第1位は男女ともがんであり，医療現場にお
いてもがんの治療，がん患者やその家族の心理的サポートが課題となっていま
す。さまざまな身体部位のがんが存在する中，女性では，乳がんや子宮がんの
罹患が特徴といえます。そして，『厚生労働省患者調査』（厚生労働省，2011）
によれば，乳がんは，女性が罹患するがんの上位であることが示されています。

　乳がんの発症リスクは多様で，食行動（たとえば，脂質の多いものを好んで
食べるなど）をはじめとした日常生活が影響することや，遺伝的素因の有無に
より発症リスクが異なること，出産経験者は未経験者と比較して発症リスクが
低いことなどが指摘されています。

　早期発見・早期治療を促す第2次予防を行うとともに，予防や早期発見を啓
発する第1次予防も大切な活動となります。また，治療は外科的治療や放射線

24　第2章　健康心理学の対象

療法などが行われますが，乳がんの場合，乳房を切除することに伴う喪失感や悲観など心理的変化も深刻です。また，治療後にうつ状態を呈することもあり，がんという身体的疾患に立ち向かうこととあわせて，心理的変化を十分にサポートすることも必要不可欠です。さらに，がんという病気の特徴から，患者と密接な関係にある家族などの他者も，耐えがたい不安や悲しみを抱えることもあります。正しい知識を提供するとともに，患者とあわせて周囲の人々の心理的サポートも求められます。

(4) 食行動と健康

　思春期・成年期を中心に，食行動の問題を抱える女性が多数存在します。食行動の問題とは，たとえば，痩身を獲得するための過度のダイエット行動や，摂取した食物を不適応的な方法（嘔吐やド剤乱用など）で排出する行動などを指します。食行動の問題について，DSM-5（APA, 2013）では，「食行動障害および摂食障害群」としてまとめられています（第10章参照）。食行動障害および摂食障害群は，下位分類として，神経性やせ症／神経性無食欲症と神経性過食症／神経性大食症があり，それぞれ一般的には，拒食症と過食症と呼ばれます。

　神経性やせ症／神経性無食欲症（拒食症）のポイントは低体重であり，BMI（Body Mass Index）が17.0kg/m^2〜18.5kg/m^{2}が判断基準です。また，拒食症と過食症に共通するものとして，「体型への自己評価が低い」ことや「過度の痩せ願望を有する」ことなどが挙げられます。

　自身の身体像に不満を有し痩せ願望をもつことは，摂食障害の特徴です。他方，摂食障害の診断を受けることがない場合であっても，過度のダイエット行動を持続させる要因として，身体像不満足感や痩せ願望が存在していることがあります。食行動の問題に関する研究はかつてから数多く実施されており，さまざまな発現・維持要因が提唱されています。しかしながら何かひとつの要因が単独で食行動の問題を発現・維持しているわけではなく，いくつもの要因が複雑に絡み合い，こうした問題を引き起こしています。こうした中，「痩せていることが美しい」という社会文化的風潮が，「痩せたい」という欲求や「痩せられない」という不満を引き起こし，食行動の問題に影響していることも示

されています。「痩せていることが美しいから痩せたい」という心境は，「自分の価値を高め，他人から評価されたい」ということばで言い換えることができます。「食べる・食べない」，「痩せる・痩せない」という問題は，自己の価値や他者評価の問題を多分に含んでいます。したがって，食行動の問題を支援する際，健康教育的なアプローチと併せて，自己の価値や他者との関係などに介入するカウンセリング的なアプローチも必要不可欠です。

第2章のまとめ

　第2章では，人間の発達を乳幼児期・児童期・思春期・青年期・成年期・中年期・老年期の7段階に分類し，それら各段階における健康心理学の特徴と役割を紹介しました。また，女性を対象とした健康心理学の特徴と役割を紹介しました。たとえば，児童期では，小学校入学に合わせて生じる生活リズムを考慮しながら，児童期に生じる肥満や睡眠の問題，あるいはいじめや不登校の問題などを対象とした健康教育的支援を実践する必要があるなど，各発達段階に特徴的な心身の変化にマッチした支援を行うことが必要不可欠です。一方，女性は生物学的にも男性と異なり，女性の特性に合った有効な支援を行うことが求められます。月経や更年期障害，妊娠や出産，女性特有のがん，食行動の問題など，女性特有の課題を健康心理学の観点から考えることも必要不可欠です。

Key Words

健康日本21，危機（クライシス），アイデンティティ，愛着（アタッチメント），性教育，ストレスマネジメント，性自認，ピア・サポート，月経，ホルモンバランス，更年期障害，妊娠・出産，マタニティブルー，がん，食行動，摂食障害

第3章
健康心理学と人間理解

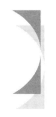

　健康心理学は，心理学の一学問領域であり，心身の健康維持増進そして疾病予防を目的として研究・実践が行われています。心理学は客観的人間理解を志向する学問です。したがって，健康心理学研究・実践を進める上で，客観的人間理解を志向する心理学の世界で提唱された，各種理論を理解することは必要不可欠です。また，心身の健康を維持増進そして予防を志す時，心理的な「支援」が必要となることがあり，この時，カウンセリングが適用されることもあります。心理的支援に関する理論も，心理学の世界で検討が進められています。
　本章では，人間理解に寄与する心理学理論を概観するとともに，人間を「支援」する基盤となる心理学理論を紹介します。複雑な人間を理解するために，心理学理論を学習することが求められます。

第1節　人間理解のために

　心理学は客観的科学であり，より実証的な研究・実践が進められている学問領域です。したがって，健康心理学研究あるいは実践を行う時，客観的科学性を担保する必要があります。そのためには，エビデンス（Evidence：証拠）が必要です。たとえば，ある健康心理学的な介入（たとえば，運動指導などのプログラム）を行ったとしましょう。そこで，介入後に本当に意味のある効果が生まれたかどうかを確認する必要があります。効果的な介入であることがわかれば，そのプログラムをブラッシュアップし，誰もが利用できるものにすることが望まれます。
　介入後に本当に意味のある効果が生まれたかどうかを確認する方法はさまざまです。たとえば自由記述式のアンケートを用意し，参加者の自由な意見を聞

き取ることはやり易い方法であり，その意見も，プログラム作成段階では重要な情報となり得ます。しかしながら，参加者のさまざまな意見を，客観性（誰がみても，誰が行っても同様の結果が期待できる性質）を担保したデータとして扱うことは困難さを伴います（自由な言語的なデータであっても，客観的データとして扱う方法も存在します）。一方，心拍数の変化や筋肉量の変化，血中の物質の変化などを測定し，それらの変化をもって，効果的と説明することができれば，それは客観的に評価されたエビデンスのある「本当に意味のある効果」といえるでしょう。また，信頼性と妥当性（Topics3 参照）が確保された心理検査を用いて，介入前後で，その得点に変化が認められるか否かを検討することも，エビデンスを確保するための有効な方法といえます。なお，「本当に意味のある効果」を検討するために，統計的手法が駆使されます。したがって，統計的手法を用いることができる量的・質的データを入手し，エビデンスに言及することが求められます。

　心理的支援についてエビデンスを求めるといった風潮は，近年，さらに高まっています。そして，こうした風潮は，当初，医学の領域ではじまり，その治療に本当に効果があるのか否かを証明することを課題とする医学は，Evidence Based Medicine（証拠・根拠に基づく医療）と呼ばれます。

　2000 年代以降，特に臨床心理学的支援（カウンセリング）について，個人経験主義的な支援から，客観的で一般性を兼ね備えた支援を行うことへの意識が高まります。これは，科学者－実践家モデル（Scientist-Practitioner Model）と呼ばれ，科学的で実証的な研究成果に基づく心理的支援を行う必要性が強調されています。このモデルは，1980 年代以降アメリカで課題となった心理的支援のコストパフォーマンスの問題を契機に作り上げられたものといえます。米国では，かつてからカウンセリングなどをはじめとした心理的支援の実践が健康保険制度に組み込まれ，支援の効果を客観的に測定することも求められていました。一方，1990 年から 2000 年代にかけて，たとえば，うつ病に効果的である抗うつ剤や選択的セロトニン再取り込み阻害薬（Selective Serotonin Re-uptake Inhibitors；SSRI）の効果が心理的支援活動の効果よりも優れているといった認識が広まり，カウンセリングをはじめとした心理的支援活動に対する保険適用も制限されました（大塚，2004）。したがって，カウンセリングをは

TOPICS 3 信頼性と妥当性

心理検査を開発する時など，その検査の信頼性と妥当性が確保されている必要があります。信頼性と妥当性が確保された検査は，検査対象者の特性や状態（Topics 16 参照）をより的確に測定できる可能性が高い検査といえます。信頼性や妥当性は，統計的に判断される性質で，大規模な調査を実施した結果得られるデータに基づき判断します。

信頼性とは

たとえば，同じ能力の2人に，その能力を測定する検査を実施した場合，必ず同様の結果が導き出される性質。また，同じ人に日を変えて同じ検査を実施した場合，同じ結果が導き出される性質（現実的には，学習の効果があるため，同じ結果が導き出されることは少ないものの，近い結果が導かれる）。信頼性の高い検査は，精度が高い検査といえる。

妥当性とは

測定したいものを的確に測定できているという性質。たとえば，算数の能力を測定するテストを開発した時，難解な日本語から成る文章題だけでそのテストを構成した場合は，回答するに当たり，高度な文章能力が必要となるため，算数の能力を測定する妥当性の高いテストとはいえない。健康心理学領域でテーマとなるストレスを測定する心理検査を開発する時には，そのストレスを「言い当てること」ができる適切な項目を立て，妥当性の高い検査を作成する必要がある。

以上のように，信頼性は，「何度やっても精度が高く同様の結果が導き出せる性質」であり，妥当性は，「測定したいものをしっかりと測定できている性質」です。したがって，この両者が認められている心理検査は，実践場面においても，その対象となる人々の特性や状態をより正確に測定できていると考えることができます。

じめとした心理的支援のエビデンスを明示する必要に迫られたという経緯があり，心理的支援においてもエビデンスを重視する風潮が高まり，今に至っています。なお，これらは，Evidence Based Psychotherapy（証拠・根拠に基づく支援・心理療法の適用）であり，健康心理学に適用すれば，Evidence Based Health Psychology（証拠・根拠に基づく健康心理学）と呼べるでしょう。

心理的支援の客観性や妥当性を明示して，社会的理解を得るためにエビデンスを確保することは重要ですが，健康心理学研究をはじめとしたさまざまな心

30　第 3 章　健康心理学と人間理解

理学研究の成果が，「本当に意味のある」ものであるか否かに言及することも
非常に重要なプロセスです。したがって，健康心理学研究・実践を志す場合，
その研究や実践の方法や結果が正当であるか否かについては十分に考慮すべき
事項といえます。

第 2 節　行動と学習の心理学

　古くは実験室において内省・内観を用いた方法を用いて，客観的な人間理解
を行おうと心理学研究が行われました（Topics1）。こうした中，アメリカでは，
人間の客観的な「行動」を扱うことで，より客観性・一般性を重視した心理学
が誕生し，これは，行動主義心理学と呼ばれています。

　行動主義心理学あるいはその周辺領域では，主として人間の行動をどのよう
に形成（学習）させるかをテーマとし，古典的条件づけや道具的条件づけと呼
ばれる条件づけが研究されてきました。条件づけとは「何らかの操作（介入）
を行うことで，ある行動を学習させること」と考えてください。

　心理学の世界で条件づけの研究が行われる以前，ロシアの研究者パブロフ
（Pavlov, I. P.）が犬の条件づけに成功しました。このパブロフの犬の実験は条
件反射理論と呼ばれます（Topics4）。そして，心理学の世界でも条件づけに類
する研究が進められ，アメリカの心理学者ワトソン（Watson, J. B.）を中心
に行動理論（S-R 理論）へとまとめられました。行動理論を中核とする心理学
は行動主義心理学と呼ばれ，実験的研究を通して実証的・客観的科学としての
心理学を強調し，20 世紀初頭の心理学に大きなインパクトを与えました。ま
た，ワトソンに後続する研究者（スキナーなど）たちにより道具的条件づけの
研究が進められ，学習理論としてまとめられています。

　ここでは，ワトソンによる行動理論，また，ワトソンの研究に追従・並行し
て行われた各種理論を紹介します。これらの理論は，法則性をもって人間を理
解する時に有用なものといえます。

(1) ワトソンの行動理論（S-R 理論）

　ワトソンは，人間の客観的側面である行動をターゲットとした行動主義心理

学の創始者です。行動主義心理学では、人間の行動は環境からの刺激により形成され、ある刺激は決まってある行動を喚起するといった考え方を基本理念としています。パブロフの条件反射理論と非常に似通った考え方ですが、パブロフの条件反射理論では無条件反応を生得的反応に限定していますが、ワトソンの行動理論では、あらゆる行動を想定しています。

たとえば、パブロフの条件反射理論では、唾液などの分泌（生得的行動）を別の刺激（肉粉以外のメトロノームの音刺激）で生じるように条件づけます。一方、ワトソンの場合、たとえば、下記で紹介するアルバート坊やの実験のように、白ウサギという刺激があった場合に、それに接近するという行動を条件づけるなどといった手続きが用いられます。

アルバート坊やの実験

ワトソンの有名な実験のひとつに、アルバート坊やの実験（Watson & Rayner, 1920）（図3-1）があります。この実験では、白ウサギ（刺激；Stimulus）

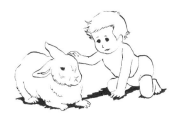

① 子どもは白ウサギと遊んでいる。

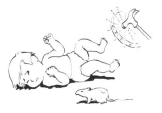

② 白ネズミがあらわれると同時に金づちをたたいて大きな音を鳴らす。

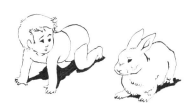

③ 子どもは白ウサギを見ても恐れて逃げようとする。

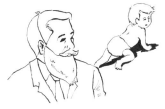

④ 白いひげ（ウサギや白ネズミのように白くてフカフカしたもの）を見ても恐れて逃げる。

図3-1 アルバート坊やの実験

を提示すると，アルバート坊やがそれに接近する（行動：Response）といった，刺激と行動との関係（S-R の関係）が成立している状態で，白ウサギと非常に良く似た白ネズミを提示します。そして，白ネズミと嫌悪刺激（金槌で金棒を叩く音）を一緒に提示（対提示）すると，最終的には，条件づけ前には接近していた白ウサギを回避するように行動が形成（新しい S-R の形成）されることが明らかとされました。

　類似するものに反応する現象は般化と呼ばれ，白ネズミだけではなく白ウサギからも回避するという行動は，般化の結果といえます。そして，アルバート坊やは，白ウサギだけではなく，白くてフカフカしたもの（サンタクロースのひげのようなものなど）も回避するようになったとのことですが，これも，般化による現象です。

　アルバート坊やの実験に加え，ワトソンは，「私の前に健康な子どもを 1 ダース用意しなさい。彼らを育てるための，私自身が詳細を決定できる環境を与えてくれるのであれば，その中から自由に 1 人を選び，その 1 人を医師にでも弁護士にでも，そして教師にでも何にでも好きなものに育ててみせよう」というインパクトのある言葉を残しています。これも，ある決まった刺激を与えることで決まった行動が生じるという S-R 理論に基づいているものです。

　S-R 理論に基づけば，たとえば，教師になった人物の経験や生活環境（刺激）と全く同じものを子どもに提示することで，その子どもは，教師と同様の行動を維持することになり，結果として教師になることができるという考え方です。

　また，消去という手続きを行うことで，一度形成された S-R の関係を打ち消すことができます。たとえば，アルバート坊やに白ウサギを提示している際に，金槌で金棒を叩く音（嫌悪刺激）を提示しないことで，白ウサギ（S）−回避（R）の関係が解消されます。これが消去という現象です。加えて，ある刺激にだけ反応させるよう条件づけることを分化と呼びます。たとえば，白ネズミにだけ金槌で金棒を叩く音（嫌悪刺激）を提示し，白ウサギやサンタクロースのひげには金槌で金棒を叩く音（嫌悪刺激）を提示しないことで，白ネズミのみ選択的に回避するような現象が生じます。これは分化と呼ばれます。

TOPICS 4 パブロフの条件反射理論（古典的条件づけ）

条件反射理論は，ロシアの生理学者パブロフにより提唱された理論です。パブロフは，図3-2のような実験器具を用意し，犬の唾液分泌について実験を行いました。

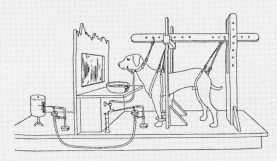

図3-2 パブロフの犬の実験

この実験では，まず，無条件刺激（肉粉）を提示することで無条件反応（唾液分泌）が生じるという関係がある中，無条件刺激（肉粉）と中性刺激（メトロノームの音）とを対提示します。それを何度か繰り返すと，条件刺激（メトロノームの音，元々の中性刺激）を提示することで，条件反応（唾液分泌，元々の無条件反応）が生じるという，新しい関係が形成されることを示しました。

表3-1はパブロフの実験で用いられる用語です。難しいような感じもしますが，それぞれの用語の意味を理解すると，人間の学習された行動を理解する手がかりにもなります。

表3-1 条件反射理論における用語

無条件刺激	肉粉など，無条件の生得的反応を生じさせる刺激
無条件反応	唾液の分泌など，無条件刺激を提示されることで無条件に生じる反応
中性刺激	メトロノームの音など，無条件反応を生じさせることのない刺激
条件刺激	メトロノームの音など，元の中性刺激
条件反応	唾液の分泌など，元の無条件反応
対提示	無条件刺激と中性刺激を一緒に提示する手続き

（2）道具的条件づけ（オペラント条件づけ）

道具的条件づけは，トールマン（Tolman, E. C.）やハル（Hull, C. L.），スキナー（Skinner, B. F.）などにより研究が行われてきました。道具的条件づけに関する研究の多くは，動物実験などを通して実証的に検討されています。たと

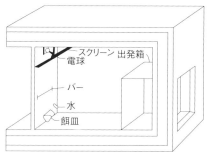

図 3-3　猫用のスキナーボックス

えば、スキナーは、スキナーボックスと呼ばれる箱を用い実験を行い（Skinner, 1953）（図 3-3）、自発的な行動が形成されるプロセスを整理しました。スキナーボックスには、レバー（押すことで餌が出る）やランプが設置されています。

　まず、空腹のネズミをスキナーボックスに入れます。そして、そのネズミは、偶然にレバーに触れることで、餌を得るという経験をします。そうすると、はじめ偶然に生じていた行動が、自発的に生じるようになり、この一連のプロセスが道具的条件づけ（オペラント条件づけ）と呼ばれます。「オペラント」は「自発的な」という意味で、オペラント行動（自発的な行動）を形成する一連のプロセスが道具的条件づけです。

　道具的条件づけを成立させるためには、オペラント行動の発現とあわせて報酬を与える必要があります。この報酬は強化子と呼ばれます。したがって、道具的条件づけは　オペラント行動に対して強化子を与えることで、オペラント行動を定着させるプロセスといえますが、こうした一連のプロセスを強化と呼びます。

　強化の特徴は、ある行動の出現率を増大させることです。そして、強化は正の強化と負の強化の2種に大別されます（表 3-2）。正の強化は、強化子を与えることで、ある行動の出現率を増大させることを指し、通常の強化を指します。一方で、負の強化は、「罰」と勘違いされることもありますが、罰とは異なります。負の強化は、たとえば、嫌悪刺激を取り除くことで、ある行動の出現率を増大させることを指します。嫌悪刺激を取り除くことが負（差し引く）ということです。養育者から叱られ委縮している子どもがいたとした時、養育

第 2 節　行動と学習の心理学　35

表 3-2　強化と罰

正の強化	強化子を与えることで行動の出現率を増大
負の強化	嫌悪刺激を差し引くことで行動の出現率を増大
正の罰	罰子を与えることで，行動の出現率を減少
負の罰	報酬を差し引くことで行動の出現率を減少

者が叱ることをやめる（刺激を取り除く）ことで，子どもの適応行動の出現率が増大するなどといったことは負の強化の例といえます。

　また，強化と相反するものとして罰があります。罰も強化と同様に，正の罰と負の罰の 2 種に大別されます。そして，罰は，ある行動の出現率を減少させるという特徴があります。正の罰は，罰子（罰になる刺激）を与えることで，行動の出現率を減少させることを指します。そして，負の罰は，たとえば，報酬を差し引くことで，行動の出現率を減少させることを指します。減給することで，失敗行動の出現率を減少させることは，負の罰の例です。

　強化と罰を正確にとらえることは，たとえば，ある健康行動の定着を目指した支援を行う際にも必要不可欠です。「○○すると健康に良いですよ」といったメッセージを他者に送る時，自分としては，励ましにも近いメッセージ（強化子）を送っていると認識しているとしましょう。しかし，そのメッセージを受け取る他者が，これまでとっていた健康行動をもとらなくなってしまうのなら，そのメッセージは罰子となっている可能性があります。このように，「○○すると健康に良いですよ」というメッセージを励ましとして受け取るのではなく，否定的なメッセージとして受け取ってしまうことで好ましい行動がなくなってしまうこともあります。他者に強化子あるいは罰子を与える際，それが本質的に強化子または罰子となっているか十分に確認する必要があります。

　また，ねずみがレバー押し行動を学習した後，レバーを押してもランプがついている時にだけ餌が出るように操作した場合，ねずみはランプがついている時にだけレバーを押すように学習します。この時，ランプは弁別刺激（あるいは先行刺激）と呼ばれ，ランプ（弁別刺激）－レバー押し（行動）－餌（強化子）という 3 つの関係が成立しています。そしてこの関係は，三項随伴性と呼ばれます。

　古典的条件づけと同様に，道具的条件づけ完了後，類似する刺激に対してオ

36 第3章 健康心理学と人間理解

TOPICS 5 強化スケジュール

　ある行動に報酬を与え，行動を形成（学習）させることは強化と呼びます。この強化にはいくつかのスケジュールがあり，好ましいスケジュールで強化を行う時，行動の形成はより促進されます。強化スケジュールには，連続強化や部分強化などという種類があります。
　連続強化：発現した全ての行動に報酬（強化子）を与え強化すること
　部分強化：発現した行動の内，一部に対して報酬（強化子）を与え強化すること
　たとえば，好ましい行動の全てに報酬を与える方法は連続強化と呼ばれ，好ましい方法が生じても，その内，数回にだけ報酬を与える方法は部分強化と呼ばれます。また，部分強化は連続強化と比較して消去抵抗が高いことが明らかとなっています。消去抵抗が高いということは，学習した行動が消滅し難い（学習が定着し易い）ということです。ギャンブルは部分強化（たまに勝つ）であることから消去抵抗が高い（やめられない）と考えることができます。

ペラント行動が後続することを般化と呼びます。たとえば，空き缶を拾い捨てるオペラント行動に後続してアメ（強化子）を提示することで，空き缶を捨てる行動が獲得されるとします。そこで，空き缶だけではなく空きビンも捨てるようになることが般化です。一方，特定の刺激にのみオペラント行動を後続させる手続きを弁別と呼びます。弁別は，空きビンを捨ててもアメを与えず，空き缶を拾った時にだけアメを与えることで，空き缶という刺激にのみ選択的にオペラント行動を後続させる手続きです。

（3）行動分析

　人間の学習に関する研究が進められる中，行動分析といった観点から人間の行動を考える立場が現れました。行動分析とは，ある環境でどのような行動が出現するか詳しく観察し，法則を見出す方法です。行動分析には，「実験的行動分析」や「応用行動分析」があります。実験的行動分析はスキナーにより創始されたもので，環境を操作することで，その結果として行動がどのように変化するかを法則化するなどといった実験的な方法論に依って立ちます。一方，応用行動分析は，日常的な人間の行動の修正を目的に行われるもので，環境と行動の法則から，人間の日常的な行動を分析し，環境を操作することで適応的

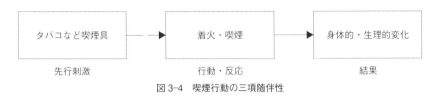

図 3-4　喫煙行動の三項随伴性

な行動を促すことなどを目的とします。したがって，健康行動の維持を考える際，応用行動分析の理論や方法論に則った支援が効果的ともいえます。

行動分析に際して，環境と行動とのつながりを考える必要がありますが，ここでは，前述した三項随伴性という考え方から環境と行動とのつながりを考えると，非常にクリアにとらえることができます。三項随伴性とは，ある先行する刺激（環境）に随伴する（ある刺激に伴って生じる）行動や反応があり，その行動や反応に随伴してある結果が生じているといった性質を指します。

たとえば，喫煙行動を三項随伴性の観点から考えると，タバコという刺激（環境）が存在する時，それを手にとって火をつけ吸い込みます（行動・反応）。その結果として，血管の委縮や心拍数の変化など身体的・生理的な変化から生じる喫煙に独特な体験（結果）が引き起こされます。したがって，喫煙行動は図 3-4 のような関係にあると分析することができます。

さて，喫煙行動の三項随伴性をみると，着火し喫煙することで，喫煙者にとってリラックスするような感覚が生じるなどポジティブともいえる身体的・生理的変化が生じていることから，結果が報酬になっていると考えることができます。このように三項随伴性の観点から人間の行動を観察すると，生じている行動に後続する結果は，その行動を強化する強化子になっていると考えることができます。喫煙行動を抑制する際，喫煙者にとって強化子となっている事実は何なのかを十分にチェックする必要があります。たとえば，喫煙行動を持続することで，喫煙者にとってポジティブな出来事がどのようなものなのかを精査することも必要です。

第 3 節　人間性心理学

1940 年代以降，アメリカでは「人間が人間らしく生きること」や「人種差

別や男女差別をなくすこと」を志向する文化的風潮が高まりました。この時代，心理学の世界でも「人間が人間らしく生きること」を志向した学問・実践領域が誕生し，瞬く間にアメリカに浸透しました。この心理学は人間性心理学と呼ばれ，人間は自己実現を目指し，日々成長する生き物であることが強調される心理学ともいえます。ここでは，人間性心理学の中心的人物であるマズロー（Maslow, A. H.）とロジャーズ（Rogers, C. R.）の理論を紹介します。マズローの理論は，人間の欲求を考えるベースとなる理論ともいえます。また，ロジャーズの理論は，人間の不適応をより端的に説明し得る理論であり，カウンセリングの基盤となる考え方ともいえます。両者とも人間を支援する際には欠かすことができない大切な理論です。

(1) マズローの欲求五階層説

マズローは，人間の欲求を大きく5段階に分けてとらえ，階層構造をなすものとして理論化しました（Maslow, 1943）（図3-5）。これは欲求五階層説と呼ばれます。階層の最下部は，生理的欲求です。生理的欲求とは，生命の維持に欠かすことができない欲求のことを指し，たとえば，食欲や睡眠欲求などが生理的欲求に該当します。2階層目は，安全の欲求です。安全の欲求とは心身の安全が確保された状態を求める欲求です。3階層目は，所属・愛情の欲求です。所属とは，たとえば，学校や会社などといった社会的集団に属することを求める欲求であり，愛情は，そうした社会的集団で人間関係を構築することを求め

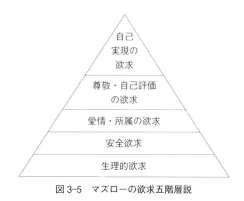

図3-5　マズローの欲求五階層説

る欲求を指します。4階層目は尊敬・自己評価の欲求で，他者から認められ尊敬されたい，自己評価を高めたいという欲求です。最上部は自己実現欲求です。自己実現欲求とは，自分自身の思い描く目標を達成し，上昇したいといった欲求を指し，日々成長する人間だからこそもつことができる欲求ともいえます。

　また，この説では，下位階層の欲求が満たされることではじめて上位階層の欲求が生じるとされ，上位階層の欲求ほど，充足することが困難であるとされています。

　健全な自己実現欲求をもち，かつ下位階層の欲求も充足できるといったライフスタイルは，心身の健康につながるものといえます。一方で，自己実現欲求は充足したとしても，そこで収束することはなく，より高度になることや別の自己実現欲求が生じることがあります。夢を実現（自己実現欲求を充足）したとしても，また新たな夢を思い描き，豊かな生活を送ることができるともいえます。しかしながら，自己実現欲求を充足するために，下位階層の欲求を度外視してしまうこともあります。たとえば，寝食を削って仕事に励むことや，痩身を手に入れ他者評価を高めるために行われる過度のダイエット行動や摂食障害（第2章・第10章参照）は自己実現欲求を充足させるために，生理的欲求の充足を放棄している例ともいえます。

　自らの心身の健康を考える上で，自己実現欲求と現実的な事柄とのバランスを考えることも必要不可欠といえるでしょう。

(2) ロジャーズの自己理論

　ロジャーズは，来談者中心療法という心理療法の提唱者であり，来談者中心療法は，カウンセリングの基礎となる理論・方法論です。そして，来談者中心療法の背景には，自己理論と呼ばれる非常に特徴的な理論が存在します。自己理論とは，現実的な体験と自己構造との一致度を考えることで，適応と不適応の状態を示す理論です。自己理論を詳しく紹介する前に，ロジャーズ特有の用語とその意味を紹介します。あまり聞きなれない用語かもしれませんが，その意味を理解することは，自己や他者を理解することにつながります。

40 第3章 健康心理学と人間理解

TOPICS 6 欲求の種類

欲求は，大きく分けると，一次的欲求と二次的欲求とに分類することができます。一次的欲求は，生命を維持する際に欠かすことのできない欲求であり，生理的欲求とも呼ばれます。たとえば，空腹欲求（食物摂取を求める欲求）や渇水欲求（水分補給を求める欲求）は一次的欲求です。また，一次的欲求はホメオスタシス性の欲求とも呼ばれます。ホメオスタシスとは，生理的・心理的に最も安定した均衡状態を維持しようとする生体の機能を指す用語です。一方，二次的欲求は社会的欲求とも呼ばれ，他者との関係維持や社会的地位の希求，自己実現などに関わる欲求を指します。特に他者との関係維持や社会的地位の希求，自己実現などに関わる欲求は人間に特徴的な欲求といえます。

人間の場合，一次的欲求と二次的欲求とが複雑に絡み合い行動が促進されます。また，二次的欲求を満たすために一次的欲求が度外視されてしまい，生命維持が難しくなるなどといったことも人間特有の現象です。

こうした中，マレー（Murray, H. A.）は欲求（動機）を以下の通りに5つに分類し，整理しています。こうした欲求の研究は，絵画統覚検査（第8章参照）の開発へ影響を与えています。

　生理的動機：飢餓状態などに生じる動機
　性的動機：性的衝動にまつわる動機
　内発的動機：好奇心など
　社会的動機：達成を求める動機（親和欲求，地位欲求，達成欲求）
　情緒的動機：喜びや恐怖にかかわる動機

マレーの分類の内，生理的動機・性的動機は一次的欲求に，内発的動機・社会的動機・情緒的動機は二次的欲求に該当するといえます。また，社会的動機の下位分類として，親和欲求（他者と友好な関係を築きたい），地位欲求（社会的地位を得たい），達成欲求（目標を達成したい）を想定しています。

①自己理論と現象的場

　現象的場（phenomenal field）とは，各個人が有する私的な世界のことを指します。ロジャーズは，「われわれが日常で体験している世界は，各個人の主観的な認識によって成立している『いわば私的な場，私的な世界』である」と考えています。現象的場には，個人が誕生してから今現在に至るまでのさまざまな体験に関する情報が蓄積されていると考えてください。したがって，現象的場に蓄積される情報は膨大な量であり，その全てを知ることは難しいともい

第 3 節　人間性心理学　41

TOPICS 7　自己概念

　自己概念とは，「自らが自己を対象（客体）として把握した概念」「自分の性格や能力，身体的特徴などに関する比較的永続した自分の考え」などと定義づけられています（遠藤，2001）。

　自己概念は，自分自身の詳細な情報のまとまりと考えることができます。自分自身の詳細な情報とは，誕生してから今に至るまでの経験などを指し，膨大な情報量です。したがって，自分自身でも他者にとっても，自己概念の中に含まれる情報の全てを確認することは難しいといえます。

　また，自己概念の中に情報が取り込まれる時，その体験は個人的な基準（価値観など）によって歪曲される可能性もあります。たとえば，「万人に好かれなくては駄目な人間だ」などといった価値観を有していれば，誰か一人にでも冷たくされると，「駄目な自分」という情報が自己概念に取り込まれる可能性もあります。

　そして，自己概念の中に蓄積された膨大な情報の中で，いくつかの情報を取り上げ，まとめたものが自己イメージです。自己イメージは，「自分とは何者か」の答えになるものであり，各自が有するものです。自己イメージの形成は，環境が大きく影響すると考えられます。たとえば，職場での自己イメージ，家庭での自己イメージ，友人との関係の中でもつ自己イメージがそれぞれ少しずつ違うのは，その環境で自己概念から取り出している自己の情報が少なからず異なるといったことが理由です。

　自分自身や他者を十分理解する上で，自己概念の内容をできる限り知ることが望ましいですが，膨大であるが故，困難ともいえます。したがって，自分や他人を知るとき，いまその環境でもたれている自己イメージや，自己概念に体験を投入する時に用いる個人的な基準（価値観など）を知ることが必要ともいえます。

えます。

　「自分とは何者なのだろう」「一体自分は何なのだろう」などという疑問が生じるのも，もしかすると現象的場の情報を把握しきれないためかもしれません。ロジャーズの言葉では，"現象的場"と表現されますが，一般的には自己概念と同義といえます。自己概念とは，「自分とは何者か」の答えになり得る情報が蓄積されているまとまりを指します（Topics7 参照）。いずれにしても自己理論では，現象的場というものが想定されており，自己理論を理解する上でも大切な概念です。

②自己理論と内的照合枠・外的照合枠

　内的照合枠（internal frame of reference）とは，個々人の主観的な基準と考えてください。たとえば，「〜ならねばならぬ」や「〜であるべきだ」などといった基準は内的照合枠といえます。一方，外的照合枠（eternal frame of reference）も内的照合枠と同様に個々人が有する主観的基準ですが，外的照合枠は他者の立場に立ち，自身を見つめる時に用いる主観的基準といえ，自己を客体的に認識・評価する際に用いるものといえます。

　内的照合枠ならびに外的照合枠は，いずれにしても個々人が有する価値基準といえますが，普段の生活で直面するさまざまな出来事を評価する時に用いる基準が内的照合枠，客観的に自己をみつめる時に用いる基準が外的照合枠と整理することができます。したがって，あらゆる体験は，特に内的照合枠を用いて現象的場に蓄積されると考えることができます。

③自己理論と自己構造

　自己構造は，現象的場の一部分と考えることができます。数多くの自己に関する情報が蓄積されている現象的場から，自分自身を客観的にみつめ，そこで発見することができる自己にまつわる情報をまとめあげたものが自己構造です。したがって，自己イメージと同義の概念といえるでしょう。また，自己構造は自己概念と表記されることがありますが，本書では，一般的な自己概念（Topics 7 参照）と明確に区別するため，自己構造とします。ここで整理をすると，現象的場は一般的には自己概念，自己構造は一般的には自己イメージと考えることができるでしょう。

　そして，自己構造が，「自分自身を客観的にみつめ，そこで発見できる自己にまつわる情報をまとめあげたもの」であるとするのであれば，それは，「外的照合枠を用い現象的場をみつめた時に発見できる自己」と考えることもできます。

　以上のような特徴的な考えた方をもつロジャーズの自己理論は，図3-6 のように表現されることが多く，人間の適応や不適応を考える上で必要不可欠な理論といえます。また，特に心理的健康の維持増進を促進するためにも，こうし

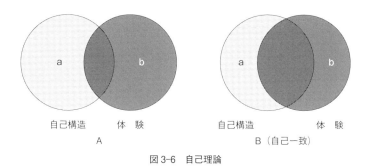

図3-6 自己理論

た考え方を考慮した支援を実現することが望まれます。図3-6のaは自己構造，bが現実的な体験です。A（図左）はab両者の一致度が低い状態，B（図右）は一致度が高い状態を意味しており，Bを自己一致と呼びます。また，Aの不一致状態では心理的緊張が高く不適応であり，Bの一致状態では健康度が高いとされ，より健康的な生活を送るためには，Bの自己一致状態に至る必要があるとされています。前述の通り，自己構造は自己イメージといえます。したがって，現実的な体験に自己イメージが追いついていないということで，結果として「自分はできていない」などという苦しさを抱えることも考えられます。

第4節 精神分析学

精神分析学はオーストリアにおいてフロイト（Freud, S.）により創始され，精神医学の世界で展開した世界的にも有名な学問領域です。また，精神分析学の中核には，人間理解を促す有用な理論が存在しています。厳密にいえば，精神分析学は精神医学の領域で展開していることからも，心理学理論とは異なりますが，自己や他者を理解する上では欠かすことができない大変重要な理論といえます。したがって，健康維持増進や疾病予防を担う専門家を含めた対人援助職を目指す人々の学習過程では欠かさず学習される内容ですが，正しく理解することが難しい領域でもあります。ここでは，より端的に代表的な考え方のいくつかを紹介します。なお，精神分析学や精神分析学を土台とした治療法である精神分析療法について批判的な立場をとる人々も存在します。一方で，精神分析学が誕生して長らくの間，さまざまな研究が進められ，現在においても

廃れることなく理論や技法が用いられています。こうした事実をみると，批判的・懐疑的にみられることがあったとしても，どこかに効果や魅力があることもまた確かです。精神分析学が無意識を想定していることや，無意識の世界を探るための方法として催眠を用いることなども批判的・懐疑的にみられる原因といえるでしょう。しかしながら，正しく学習することで，無意識がどのような意味のある概念であるのか，また精神療法としての催眠がより科学的な技法であることが理解できると思います。本書以外にもぜひ他書をあたり，精神分析学の理解を促進してください。

(1) 局 所 論

　局所論では，人間の意識に，意識層・前意識層・無意識層の3層を想定しています。意識層は覚醒時に優位になり，大きな筋肉運動をもたらすことができるという特徴をもちます。また，意図してアクセスすることで，意識層に含まれる情報を認識することができます。たとえば，「今の気分を答えてください」などといった質問を受けた時，じっと自分のことを考え，知ることができる気分は，意識層にある情報といえます。また，前意識層は，ボーっとしたような状態です。全く覚醒している状態でもなく，睡眠の状態でもないといった意識状態で，がんばって前意識層にアクセスすることで，前意識層にある情報は意識層に登ることができるといわれています。簡単に表現すれば，普段の生活では認識することがないこと（前意識層にある情報）も，改めて集中して考えてみる（がんばってアクセスする）ことで認識することができる（意識層に上り認識することができる）ということになるでしょう。無意識層は，睡眠状態と同じような状態であり，覚醒時には認識することができない意識です。ただし，寝ていることが無意識という訳ではありません。覚醒時であっても無意識の世界は存在しています。そして，無意識層は特別な方法（催眠や自由連想法など）を用いることで，アクセスすることが可能とされています。

　図3-7はフロイトが提唱した心的装置と呼ばれる心のモデルを簡略化したものです。最上部の出っ張りで環境からの刺激を受けとります。そして，モデルの上段にある意識層では，環境からの刺激を感知します。ある個人にとって快感情を喚起させるような刺激である場合，意識的には「うれしい」や「心地よ

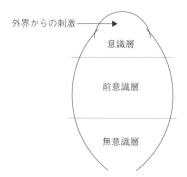

図 3-7　フロイトによる心のモデル（フロイトによる心的装置に基づき，筆者が作成）

い」などといった感情を認識することができます。一方で，個人にとって不安や緊張，恐怖などをはじめとした不快感情を喚起させるような刺激である場合，意識的にも否定的な感情を認識せざるを得ません。意識層において，否定的な感情を抱えたまま生活することは非常に苦しく，どうにかして対処することが求められます。本来であれば，意識層から外の世界へその刺激を追い出してしまえば良いのですが，そうもいきません。そこで，意識層から，日常生活において覚醒時には認識することができない意識の層へと，不快感情を喚起させるような刺激を押し込めることで，より適応的な生活を送ることができるようバランスを取ります。これを抑圧と呼びます。なお，抑圧は代表的防衛機制です（(4) 力動論参照）。

　そして，精神分析学では，ある個人が嫌悪的経験に出くわした場合，その経験を無意識層に抑圧している状態が，さまざまな心身の問題を引き起こすと考え，精神分析学に基づく治療法（精神分析療法）では，催眠をはじめとする特徴的な方法を用い，無意識層にアクセスすることで，抑圧された嫌悪的体験に対処し，問題解決をはかります。

(2) 構 造 論

　精神分析学では，無意識の他に，リビドーやエス（イド），自我（エゴ），超自我（スーパーエゴ）などといった特徴的な概念が想定されています。そして，これらの概念は，人間が人間らしく生きることを説明するためにも重要な概念

です。

　精神分析学では，「人間はリビドーを充足することを志向する」といった大前提を置いています。リビドーとは，性的な欲動のことであり，性的な欲求を充足することを目指す生得的な志向と考えてください。そして，エス（イド），自我（エゴ），超自我（スーパーエゴ）は，人間であれば誰しもが有する心のエネルギーと考えてください。エス（イド）は快楽原則と呼ばれる原則に従います。快楽に従うということですが，ここでの快楽とは，リビドーを満たすということです。エス（イド）は，リビドーを満たすよう人間を方向づける心のエネルギーといえます。したがって，人間がエス（イド）しかもちえない場合，人間として社会生活を送ることは困難になってしまいます。そこで，自我（エゴ）が活躍します。自我（エゴ）は現実原則に従い，エス（イド）を抑えます。現実原則とは，人間として最低限生きていくために必要な原則です。自我（エゴ）がエス（イド）を抑えつけることで，人間として生活できる可能性は高まりますが，社会的動物といわれるように，社会生活（他者との関係）を送るためには，社会的なルールや秩序，道徳が必要不可欠です。そこで活躍するものが超自我（スーパーエゴ）です。超自我（スーパーエゴ）は自我に関与することで，社会的な人間としての活動を支えます。また，超自我（スーパーエゴ）は，養育者や先生などまわりの大人からのしつけや教育により形成されるものといわれています。

　人間が人間らしく生活を送る上で，自分自身の中に存在するこころのエネルギーが活躍していることは，非常におもしろい視点です。

(3) 発達論

　精神分析学では，リビドーは生来的に存在すると考えています。そして，発達の過程では，各身体部位にリビドーが生じ，それを充足させることが必要とされています（表3-3）。また，その発達段階で，身体部位に生じるリビドーを充足することができない場合，成人期以降，偏ったパーソナリティが形成されると想定されています。

　発達段階は5段階に分類され，それぞれ口唇期・肛門期・男根期（エディプス期）・潜伏期・性器期と呼ばれます。口唇期では，口と唇に生じる欲求を充

第4節　精神分析学　47

TOPICS 8　自我の芽生え

　自我は，精神分析の世界では，現実原則にしたがうと考えられ，また，快楽原則にしたがうエス（イド）を抑え，「人間らしい」生活を送るためには欠かせない心的エネルギーとされています。したがって，自我が芽生えるということは，快楽を求め，その欲求を充足することのみに方向付けられる生活から，欲求を抑え，現実的な生活に適応できるようになることと言い換えることができます。

　実際の発達段階で考えた時，自分自身の欲求をある程度コントロールして，また，他者とぶつかりながらも，自分自身を抑え生活できるようになる年齢は，3歳～5歳くらいで，この時期が「自我の芽生える時期」といえるでしょう。この時期には，養育者からの教育やさまざまな他者とのかかわりにより，心身の発達とあわせ，言語を獲得するとともに，うまく自分をコントロールする術を身に付けます。社会の中で生活する生活者としての最低限のルールを身に付け，現実的な生き方を手に入れる時期ともいえます。

　一方，自我が芽生える以前の発達段階では，養育者などが自我の役割を果たします。たとえば，お腹が空いて泣きわめいた時，お乳を与えることで欲求不満を充足するなどといった関係は，養育者が子どもの欲求をコントロールしていることと考えることもできます。

　また，自我が芽生えた後，養育者や教師などまわりの大人とのかかわりの中で，社会的なルールや秩序，道徳を手に入れます。これは超自我（スーパーエゴ）を手に入れ，社会的な生活により適応していくプロセスと考えることもできます。

　さまざまな他者とのかかわりの中で，自身の欲求を上手にコントロールして，社会的動物としてルールにしたがった行動をとることができるという状態は，自我（エゴ）と超自我（スーパーエゴ）の発達が左右するものと考えることもできそうです。

表3-3　フロイトの発達論

発達段階	年　齢	特　徴
口唇期	0歳～1歳半	乳房に吸い付くことに快感を覚える
肛門期	1歳半～3歳	排泄に伴う快感を覚える
男根期 （エディプス期）	3歳～5歳	ペニスに対する関心と異性の親への性的関心
潜伏期	6歳～12歳	性欲の発達が休止。外界への関心をもつ
性器期	12歳～	正常な性器性欲が発達する

足することが課題となり，それが叶わない場合，性器期以降に充足できなかった欲求に固着し，それを充足させるための代替行動をとるとされています。たとえば，口唇期に生じる口と唇に生じる欲求は，母親の乳首に吸いつくことで

TOPICS 9　アタッチメント

　アタッチメントは，ボウルビィ（Bowlby, J.）により提唱された概念です。アタッチメントは愛着（養育者と乳児との情愛的な結びつき）を意味する用語で，アタッチメントは，乳児が愛着行動と呼ばれる行動を呈し，それに対して養育をするといった関係のもとで形成されます。たとえば，生後間もなくの1・2か月頃の愛着行動は「泣き」です。泣くことで養育者からの養育行動を求めます。また，生後半年を過ぎると，「笑い」や「発声」が愛着行動となります。そして，ある程度自由に動くことができるような段階になると，「接近」も重要な愛着行動となります。

　愛着の段階は，①特定他者を区別した行動はみられない段階，②近しい養育者（特に母親）に対する特異的な反応がみられる一方，養育者がいない状況で泣くような行動はみられない段階，③明らかな愛着が形成され愛着行動が活発な段階，④養育者への身体的接近を必要としなくなる段階の4段階に分けられます。

　アタッチメントに関する有名な研究であるストレンジシチュエーションの実験では，母親との分離とストレンジャー（見ず知らずの他人）に出会うという条件で，子どもがどのような反応をするか観察し，また，母親の養育態度との関係について整理しました。ここでは，表3-4の通り3タイプに分類され，そのタイプごとに，母親の特徴が整理されています。

表3-4　ストレンジシチュエーションにおける3タイプ

Aタイプ（回避型）：親との分離に際し，混乱を示すことがほとんどない，親を安全基地としない。再開時に親を避けたり，目をそらすこともある。
Bタイプ（安定型）：分離時に多少の混乱を示す。再開時に身体的接触などを経て安定する。ストレンジャーからの慰めも受け入れることができる。
Cタイプ（抵抗型）：分離時に非常に強い不安や混乱を示す。再開時に親に強く身体的接触を求める一方，親に対して怒りを表出する。怒りと接近のアンビバレント型。

　そして，Aタイプの母親の特徴として，全般的に子どもに対して批判的に接することが多く，他タイプと比較し，子どもとの接触は少ない，子どもの行動を統制するなどといったことがまとめられています。また，Bタイプの母親の特徴として，子どもの欲求や状態の変化に相対的に敏感であること，子どもに対して過剰な働きかけをすることが少ないこと，子どもとの相互交渉は調和的で円滑，遊びや身体的接触を楽しむことなどがまとめられ，Cタイプの母親の特徴として，子どもの送出する愛着シグナルに対する敏感さが他タイプより低く，子どもの行動と情動状態を適切に調節することが苦手であり，子どもとの肯定的な相互交渉をもつことは少なくないが，母親の気分によること，反応が一貫していない，応答のタイミングにずれがあるなどがまとめられています。

　アタッチメントを得ることができる養育者との関係の中で，養育者は愛着基地となり，愛着基地を獲得することで，身体的・心理的安定が確保され，心身の発達が促進するとされています。

充足されると考えることから，これが満たされない場合，大人になってからヘビースモーカーになることなどが想定されています。

　また，肛門期では，排泄に伴う快感を覚える時期であり，ここでは，排泄物をため込んで一気に出すという行為に快感を覚えるといわれます。そして，肛門期において欲求が充足されない場合，大人になってから過度の倹約家（貯め込む）になることなどが想定されています。そして，男根期（エディプス期）では，異性の親に対して性的感情をもつことが特徴です。また，ここでは，同性の親から去勢されるのではないかといった去勢不安をもつことも特徴であり，父母との関係に葛藤をもちながら，適正な親子関係を構築することが課題となります。そして，この時期にわだかまりが残った場合，大人になってからマザコンやファザコンと呼ばれるようなコンプレックスをもつに至ることが想定されています。さらに，潜伏期では，これまでのさまざまな欲求は表立つことなく，同年代の異性・同性との人間関係を通して，性的欲求の正常な充足を実現する時期です。そして，全ての発達段階でわだかまりが残らない場合，性器期以降，健全なパーソナリティが形成されるといわれています。

　この発達論における性的な欲動は愛情とみなすこともあり，乳幼児期の養育者との愛着（アタッチメント）を重視した発達論ともいえます。

(4) 力 動 論

　力動論では，防衛機制がまとめられています（表3-5）。防衛機制とは心的機制（こころのバランスを整えるために意図せずに用いる方法）であり，精神分析学領域のさまざまな研究者により提唱された理論を，フロイトの娘であるアンナ・フロイト（Freud, A.）が防衛機制としてまとめました。なお，防衛機制の代表は，抑圧（（1）局所論参照）です。防衛機制を用いた人間理解をすることで，これまでとは異なる理解が促進されることがあります。全てが全て人間の現実的な生活を説明し得るとは限りませんが，自己や他者を理解することが難しい局面では参考になる考え方といえます。

50　第 3 章　健康心理学と人間理解

表 3-5　代表的な防衛機制

抑圧	特に嫌悪的な過去経験を無意識下に抑え込む。代表的な防衛機制。
反動形成	受け入れ難い現実に直面しないよう，本来とは逆の態度を過度に強調。たとえば，好きな子に「好き」と言えず，いじめてしまう。
合理化	自分にとって合理的な説明をすることで，欲求不満に対処。たとえば，イソップ童話のすっぱいブドウのように，本当は欲しいものがあっても，それが手に入らない場合，「そもそもいらなかった」と自分にとって合理的な説明をする。
置き換え	代理満足とも呼ばれる。たとえば，犬を飼いたいという状況で，それが叶わない場合，ぬいぐるみを収集することで対処する。
退行	以前の未熟な発達段階へ逆戻りすること。たとえば，弟妹が生まれ，自分に向いていた親の関心が弟妹に向いた時，親からの愛情を一心に受けていた発達段階へ退行し，指しゃぶりが再現するなど。
投射	自身の認めがたい感情を，他者へ向ける。たとえば，苦手な他者がいた場合，「相手が自分のことを嫌っている」と理解する。
補償	劣等感に対する防衛機制。たとえば，学業で劣等感を抱えている場合など，スポーツに力を入れ，成功することで対処するなど。
逃避	受け入れがたい状況に直面した時，それに脅かされないよう，病気や空想の世界へ逃げ込む。たとえば，自信のない重要な仕事を目前に，体調不良に陥るなど。
転移	患者から治療者へ向けられる感情を転移感情と呼び，その状況を転移と呼ぶ。また，好ましい感情を向ける場合は陽性転移，嫌悪感情を向ける場合は陰性転移と呼ぶ。反対に治療者から患者へ転移感情を向ける場合，逆転移と呼び，好ましい感情を向ける場合は陽性の逆転移，嫌悪感情を向ける場合は陰性の逆転移と呼ぶ。
昇華	社会的に認められない性的・暴力的な欲求を，特に芸術や学業など，社会的に認められる形で充足する。
自己懲罰	罪悪感に対処するため，自己破壊行動（自傷行為など）を行う。

第3章のまとめ

　第3章では，人間理解に寄与する心理学理論を概観するとともに，人間を"支援"する基盤となる心理学理論（精神分析学は精神医学理論）を紹介しました。ここでは，行動主義心理学や新行動主義心理学における行動理論や学習理論，人間性心理学における自己理論，精神分析学の各種理論などを取り上げましたが，いずれも複雑な人間を理解するために必要不可欠な基礎的知識です。また，こうした知識は心理学全般で扱われるスタンダートなものですが，健康心理学や臨床心理学領域で活躍することを目指す時にも十分な理解が求められます。そして，自己や他者をこうした理論を踏まえ理解することで，今までとは異なる人間理解を促進することにつながるのではないでしょうか。

Key Words

Evidence，条件反射理論，行動理論，学習理論，古典的条件づけ，道具的条件づけ，強化スケジュール，三項随伴性，行動分析，欲求五階層説，自己理論，来談者中心療法，現象の場，内的照合枠，外的照合枠，自己構造，局所論，構造論，発達論，力動論

第4章
健康行動

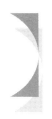

　心身の健康を維持増進し，心身の健康度が低下することを予防するためには，日常的に健康行動を持続する必要があります。たとえば，日々の適度な運動は肥満を防ぎ，肥満に付随する各種疾患の予防に奏功します。また，反対に喫煙行動などといった健康行動とは相反する不健康な行動は，もちろん心身の健康度を低下させ，疫学的にみても死亡率を上昇させるなど，医療経済的にも危惧される問題行動といえます。本章では，健康行動ならびに健康行動を持続させるための健康心理学的な理論（モデル）を紹介します。あらゆる人間の健康行動を持続するためには，各種理論に基づいた関与が必要となることがあります。

第1節　健康行動とは何か

　健康行動とは，心身の健康維持増進や疾患を発症することを予防するために行われる行動のことで，こうした行動は，単発で実施されるのではなく，中長期的に持続されることが望まれます。また，健康行動は，①健康的な食事や十分な睡眠の確保など疾患予防を目的に行われる行動（health protective behavior），②けがや心身の不調を回復するために治療を求める行動（病気行動）（illness behavior），③服薬や休養など，病気の回復のために行う行動（病者役割行動）（sick-role behavior）に分類されます（Kasl & Cobb, 1966）。

　以上のような健康行動の定義をみると，健康行動とは単に心身の健康維持増進や疾病予防を求めるだけの行動ではなく，日常生活習慣やその時々の病態により採用される行動の形態が異なるといえます。具体的には，たとえば，心身ともに健康度が高い者の場合は，より健康になるための健康増進行動を採用し，健康度が低く病気である者の場合は，受診行動や治療行動などといった行動を

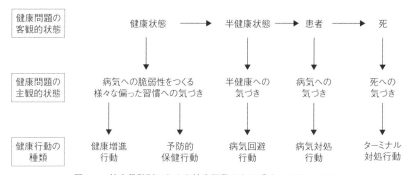

図 4-1　健康段階別からみた健康行動のカテゴリー（宗像, 1990）

採用するというように、その対象の健康度により、採用される行動が異なります。

宗像（1990）は、健康行動を、健康行動を採用する者の状態から①健康増進行動、②病気予防行動、③病気回避行動、④病気対処行動（受療行動）、⑤ターミナル対処行動（障害者行動）と5つに分類しています（図4-1）。したがって、健康行動を持続させる支援を行い、他者に関与する際、その対象となる他者がどのような健康状態にあるかを精査した上で、どういった健康行動を採用すべきか熟慮する必要があるといえます。この時、たとえば、対象者のライフスタイルを点検することも必要不可欠です。ライフスタイルは、生活のスタイルであり、健康に対する信念や自分自身の生き方、性格傾向など多様な意味を含む用語です（図4-2）。したがって、他者のライフスタイルを考える時、その人の認知的側面や行動的側面など多面的に観察することが必要となります。そして、その他者の状態を把握した上で、健康行動を持続させるための方略を検討する必要がありますが、そこでは、健康行動の持続に関するさまざまな理論に基づき検討することで、より効率的な健康行動を持続させるための支援が実現できます。

第2節　日々の行動と健康・不健康

日々の生活の中で、習慣的に行っている行動がいくつかあります。たとえば、

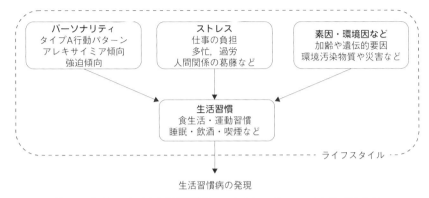

図 4-2　ライフスタイルと生活習慣病（日本健康心理学会, 2002 を参考に筆者作成）

食行動などは，生命を維持し，健康を維持増進するためにも欠かすことができない行動です。一方で，こうした行動も頻度や量・質が不健康をもたらすレベルに達する時，問題行動として扱われることになります。こうした習慣的行動として，ここでは，食行動・睡眠・飲酒・喫煙を取り上げます。

(1) 食行動と心身の健康

　食行動は，われわれが生きていくために欠かすことができない行動です。健康的な生活を送る上でも必要不可欠な行動であり，健康心理学の観点からみても，食行動にかかわりをもつことは重要なことといえます。一方で，食行動のアンバランスさが肥満などといった問題を引き起こすことがあります。

　食行動と肥満の問題を考える時，食行動のみならず，運動習慣の有無も考慮する必要があります。特に子どもの生活習慣に関する各種研究をみると，運動習慣の少なさと肥満体型との間には正の相関関係があることなどが示されており，食行動と運動習慣を整備することが，大人だけではなく子どもにも求められています。そして，特に子どもの食行動を扱う上で，スナック菓子や清涼飲料水の多量摂取などから生じる肥満も，現代的な問題といえるでしょう。いずれにしても，栄養バランスを考えた食行動と適切な運動行動の両立が，心身の健康維持増進には必要不可欠です。

　一方，特に思春期・青年期女性を中心に，食行動の問題として，摂食障害や

56　第4章　健康行動

摂食障害に類似するような食行動の異常を呈する者が多数存在し，それらの早期発見や予防，治療などが急務となっています。詳しくは，第2章第2節「女性の健康心理学」ならびに第10章第3節「代表的な精神疾患」で紹介していますが，食行動のアンバランスさは，心身のバランスに影響を及ぼすため，早期に適正化する必要があります。

（2）睡眠と心身の健康

　近年，睡眠についての関心は高く，数多くの実証的研究が進められています。また，睡眠に特化したクリニックが誕生するなど，睡眠に問題を抱えた人々が多いこともうかがい知ることができます。こうした中，睡眠に関する研究では，かつてから脳波を測定することで，睡眠の状態を把握するなどといった研究が実施されてきました。また，近年では科学技術の発展により，fMRI などを用いた先進的な研究も進められ，睡眠にかかわる基礎的な研究も蓄積されています。なお，脳波と睡眠状態との関係では，リラックス状態では α 波（アルファ波），リラックス状態と睡眠との中間に位置づくようなボーっとした状態では紡錘波，熟眠状態では δ 波（デルタ波）が優位になることが実証されています。また，睡眠には，レム睡眠とノンレム睡眠の時期があり，レム睡眠の時期では，急速な眼球運動（REM：Rapid Eye Movement）が生じます。レム睡眠時には，脳は覚醒時と類似する状態となり，身体的な睡眠の状態です。一方，ノンレム睡眠時には，脳も身体も睡眠状態にあり，一層深い睡眠の状態であるといえます。

　こうした睡眠は，個人のライフスタイルや生活のパターンとも密接に関連しており，一般的に最も良い睡眠を同定することは難しいともいえます。そして，健康的な毎日を送るためには，睡眠時間を確保するのみならず，睡眠の質を保つことが重要です。熟眠感を感じ，覚醒時にすっきりとした感覚を覚えることができる睡眠は，その個人にとって最も良い睡眠といえるでしょう。

（3）飲酒と心身の健康

　アルコールを摂取した後，アルコールは体内で分解され，アセトアルデヒドと呼ばれる物質が創出されます。アセトアルデヒドは，飲酒による不調をもたらす物質であり，体内で分解されると，身体的な不調を回避することができま

す。アセトアルデヒドを分解する物質は，アセトアルデヒド脱水酵素と呼ばれる物質です。アセトアルデヒド脱水酵素は，万人が有する物質ではなく，これをもたない場合（不活性型である場合），継続的に飲酒の習慣があったとしても，アルコールに「強くなる」ことは望めません。したがって，飲酒量や飲酒の習慣によって，アルコールに対する耐性を変化させることは困難であり，各個人の体質的なもの（アセトアルデヒド脱水酵素を有する活性型であれば，アルコールに対する耐性は高くなります）といえます。

　身体的なメカニズムと飲酒は密接な関連にある中で，心理的な問題と飲酒にも密接な関連があります。飲酒の習慣が慢性化し，それに依存し離れることができなくなる場合（四六時中飲酒行動をとる，あるいは，断酒中に我慢ができないなど），アルコール関連の精神疾患を罹患している可能性が高いといわざるを得ません。こうした状態は，かつてアルコール依存症と呼ばれていましたが，DSM-5（APA, 2013）からは，アルコール使用障害と呼ばれるようになりました（第10章参照）。また，アルコール使用障害の診断基準と同様に，アルコールの大量摂取などで生じる身体的問題であるアルコール中毒の診断基準も第10章で確認してください。

　適度な飲酒は，人間関係を円滑化することやリラックス状態を導くために有効な手段といえますが，過度の飲酒や自身の特性に合わない飲酒は，身体的健康を阻害し，場合によっては治療が必要な精神疾患と判断されることがあります。

（4）喫煙と心身の健康

　数ある習慣的行動の中で，喫煙行動は健康を害する行動です。喫煙に関する研究は，アイゼンク（Eysenck, H. J.）による健康心理学的観点からの研究が有名であり，ここでは，喫煙行動の構造的モデルが提唱されています。このモデルでは，喫煙行動と性格特性との関連性が明示され，喫煙行動を説明する非常に独創的なモデルです。たとえば，神経質な人の場合，平常状態で覚醒水準が高く，過敏になり過ぎることを避けるために喫煙行動をとり，覚醒水準を低下させるなどといったことが説明されています。

　喫煙行動を考える際，身体的なダメージを考える必要があります。そして，

58 第4章 健康行動

喫煙者本人のみならず，受動喫煙による周囲へのダメージを考えることも必要不可欠です。また，喫煙者に禁煙行動を薦めると「個人的なことだから関与しないで欲しい」といった声を耳にすることがあります。受動喫煙の問題もさることながら，喫煙により将来的に身体的疾病を罹患する可能性が高まり，医療費を圧迫するという研究結果を多数あり，医療経済的にも喫煙者の存在は見逃すことができないものとなっています。

　こうした中，喫煙行動を分析してみると，大きく，「行動の学習」と「物質への依存」に分けることができます。「行動の学習」は，休憩時に箱からタバコを取り出し，火をつけ一服するといった一連の行動が学習されていることを指します。こうした一連の行動を経験する中で，ニコチンなどの物質により身体的にリラックスしたような感覚（たとえば，末梢血管の収縮と血圧の上昇，体温の低下，心拍数の増加など）を得ることで，こうした一連の行動は強化され学習されるに至ります（第3章参照）。一方，喫煙行動の習慣化は「行動の学習」のみならず，「物質への依存」が関係しています。ここでの物質とは，特にニコチンを指しますが，人間の脳内には，ニコチンを受容する$\alpha 4 \beta 2$ニコチン受容体があります。この受容体にニコチンが吸着されることで，快楽物質であるドーパミンが放出され，ニコチンを摂取する行動，すなわち喫煙行動は持続されます。したがって，禁煙を実施する場合には，行動面の学習に関与するとともに，依存の問題に関与する必要があります。そして，依存の問題については，さまざまな方法が提唱されており，心理学的には嫌悪条件づけ（たとえば，吐き気がする位タバコを吸い，タバコが嫌悪的なものであると条件づける方法）などといった方法がありますが，医療機関においてチャンピックスと呼ばれる禁煙治療薬の投与やニコチンパッチの貼付など，禁煙治療を受ける方法もあります。また，具体的な禁煙行動をとる以前の意識づけとして，タバコのパッケージに注意喚起の文章や写真（図4-3）を掲載することも増えています。

　近年，喫煙行動に対する社会的批判が高まる中，喫煙行動を続ける場合，その行動は個人の意思とは異なる依存であるといった認識をもつことも重要です。

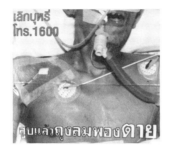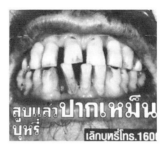

図4-3　タバコのパッケージ例

第4章のまとめ

　第4章では，健康行動の概念や具体的行動について概説しました。健康行動とは，心身の健康維持増進や疾患の発症予防にかかわる行動のことですが，中長期的に持続して行うことが望まれる行動です。そして，具体的には，食行動・睡眠・飲酒・喫煙の諸行動と健康維持増進とのかかわりについて紹介しましたが，こうした日々の行動を，より健康的な方向へと方向付けることができれば，健康心理学が有する目標の達成に近づくことができます。また，自分自身の日々の生活において，どの程度健康行動が実践されているか，あるいは健康行動を実践しようとしているかなどについて考えることから健康心理学の実践が始まります。

Key Words

健康行動, Health protective behavior, Illness behavior, Sick-role behavior, 健康増進行動, 病気予防行動, 病気回避行動, 受療行動・病気対処行動, 患者・障害者行動, レム睡眠, ノンレム睡眠, アセトアルデヒド, 脱水酵素, アルコール使用障害, アルコール中毒, $\alpha 4\beta 2$ニコチン受容体, ドーパミン

第 5 章
健康教育とそのモデル

　健康行動を持続し，心身の健康を維持増進するためには健康教育を行うことも必要不可欠です。健康教育とは，心身の健康維持増進，疾病予防と治療に貢献するための教育的な取り組みを指します。たとえば，運動指導や喫煙指導などは健康教育の一環といえます。そして，健康教育をより効果的に展開するために，各種理論が提唱されています。ここでは，KAP モデル（Knowledge, Attitudes and Practices Model），健康信念モデル（Health Belief Model），合理的行為理論（Theory of Reasoned Action），社会的学習理論（Social Learning Theory），プリシード・プロシードモデル（PRECEDE-PROCEED Model），多理論統合モデル（Transtheoretical Model），行動計画理論（Theory of Planed Behavior）の各理論を紹介します。こうした理論が全ての人に共通して完璧に適用できるわけではありませんが，支援する対象者の特性や状態などにより，利用価値のある理論を適宜選択し，支援の方向性を定める材料にすることが大切です。

(1) KAP モデル（Knowledge, Attitudes and Practices Model）

　このモデルは，1950 年代から 1960 年代にかけて提唱されたモデルです。ここでは，健康に関する知識が普及することで，望ましい健康的な態度が形成され，健康的な生活習慣が形成されると考えます。したがって，正しい知識教示を通した啓発活動が健康行動やそれに付随する心身の健康を促進するという基本理念のもと，健康教育活動が実践されることになります。たとえば，健康に関する知識が不足している地域に出向き，不足している知識を充足するなどといった活動は，KAP モデルに則った活動といえます。

表 5-1 健康信念モデルにおける健康行動の決定因

決定因	定義
主観的罹患可能性	自分が病気にかかるか否かの自覚
疾患の主観的重篤度	病気の重症度の自覚
健康行動による主観的利益	健康行動がもたらす利益の予測
健康行動を実行する時の主観的負担感	健康行動を行う時の負担感の予測

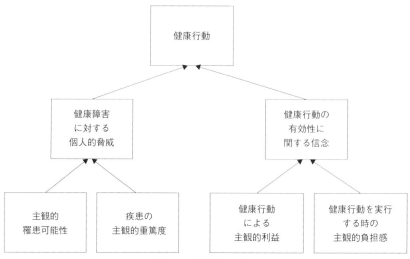

図 5-1 健康信念モデル

(2) 健康信念モデル (Health Belief Model)

1970年代は認知的側面を扱った心理学モデルが多数提唱されており、健康信念モデルも、認知・信念を扱った健康行動に関するモデルです。健康信念モデルは、ローゼンストックが理論を提唱し (Rosenstock, 1966)、ベッカーが発展させたモデル (Becker, 1974) であり、不健康な状態 (疾患など) に関する情報をどのようにもつか、また、健康行動をとった時の効果をどのように認識しているかなどといった認知的側面 (個人の考え方) により健康行動の生起が決定されると考えるものです。

このモデルでは、表5-1に挙げた4つの信念が健康行動の決定因になると考えます。また、それぞれの信念は、図5-1の通り、それぞれ上位概念の信念を

形成し，健康行動に影響しています。

たとえば，禁煙行動（健康行動）の実践を健康信念モデルで考えてみると，禁煙行動が実践される場合は，喫煙を続けた後に生じるリスクを正当に理解するとともに，禁煙行動による身体的・経済的な利益を見積もることができていると考えることができます。一方，禁煙行動に失敗する（あるいは，全く禁煙行動をとることがない）場合は，喫煙のリスクも禁煙行動がもたらす利益も全く認識できていないと考えることができます。

健康信念モデルからすると，健康教育を実践し，効果を上げるためには，健康行動をとらなくてはいけない個人の主観的側面を重視することが何よりも大切になります。そこでは，健康心理カウンセリング（第9章参照）といった支援も大きな力になります。

(3) 合理的行為理論（Theory of Reasoned Action）

フィッシュバインとアイゼン（Fishbein & Ajzen, 1975）が提唱した合理的行為理論は，健康行動の直接的な原因を意図や意志に置くモデルで（図5-2），健康行動は行動意図（behavioral intention）により導かれると考えるものです。行動意図は，「行動に対する態度」と「主観的規範」に影響を受け，また，「行動に対する態度」は，「行動信念」と「その結果に対する評価」から説明され，

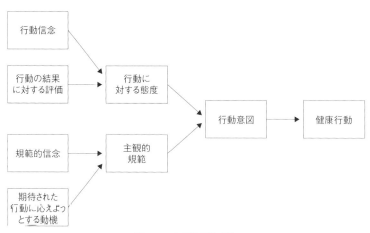

図5-2　合理的行為理論

64　第5章　健康教育とそのモデル

「主観的規範」は，「規範的信念」と「期待されたように行動に応えようとする動機」から説明されます。

　したがって，健康行動に対する信念（思い）をもち，また行動の結果に対する評価を受けることが，行動に対する態度（行動しようとする態度）を形成し，また，規範的な信念（病気にならないように運動した方が良いなどといった思い）と周囲に期待された行動に応えようとする動機（他者が望む行動をしてみようという思い）が主観的規範（自分自身の方向性）を定め，その結果として行動する意図が生じ，健康行動につながるといった流れが想定できます。

　たとえば，「最近体調が思わしくないから禁煙でもしようかな」（健康行動に対する信念）と思いながら「よし止めてみよう」と行動を起こすこと（行動に対する態度）で，ポジティブな評価を受けることが，禁煙行動（行動に対する態度）を形成し，「病気にならないために禁煙した方が良いだろう」（規範的信念）と思いながら「家族も禁煙を望んでいるしな」（期待された行動に応えようとする動機）と思うことが禁煙に対する意思（主観的規範）を決定づけ，最終的に禁煙行動（健康行動）が持続されることになります。

　この理論では，各個人の主観的な信念や社会的に好ましいと評価される健康行動を実行する動機が，健康行動の生起に影響するという考え方をします。

（4）社会的学習理論（Social Learning Theory）

　社会的学習理論は，バンデューラ（Bandura, 1977）によって提唱された理論です。この理論では，人間の行動を決定する要因として，「先行要因」「結果要因」「認知要因」の3つが想定されています。そして，その三者が相互に関係し合うことで，行動が喚起されると考えます。

　こうした中，この理論では，ある行動が喚起されるためには，先行要因の役割が重要であると考えます。先行要因とは，行動に先行する（行動の喚起に影響を与える）要因を指し，この理論では，結果予期と効力予期が先行要因として挙げられています（図5-3）。結果予期は「その行動をとることでどのような結果が得られるだろうか」といった予期で，効力予期は「ある結果を得るためにそれに必要な行動をどの程度うまく行うことができるだろうか」といった予期です。効力予期が高い場合は，自己効力感（Self-efficacy）が高く，ある

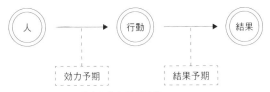

図 5-3 効力予期と結果予期 (Bandura, 1977)

行動は喚起しやすいといえます。また効力予期が高い場合は，行動が持続する可能性が高まります。

したがって，健康行動を喚起し持続させる上で，その健康行動をとることで生じるメリットや，メリットを享受するために必要な行動はどの程度遂行できるのかについて，その個人がどのように自覚しているのかを確かめることで，健康行動の支援が進むものと考えられます。

また，健康行動を持続する上で，自己効力感を高めることも必要不可欠です。社会的学習理論では，モデリング（代理強化）という注目すべき考え方があります。モデリングとは，他者が強化される（報酬を与えられる）ことを観察するだけで，自分自身の行動が形成されるといったもので，実験的に検証されました。その結果，モデリングが生じる段階として，以下の4段階にまとめられています。

①注意過程：モデリングの対象を観察し，情報を取り込む過程
②保持過程：取り込んだ情報を整理する過程
③運動再生過程：整理した情報に基づいて，行動を実行する過程
④動機づけ過程：実行した行動について報酬が与えられる過程

たとえば，禁煙成功者が「非常に体調が良く健康になった」という話を聞いて（注意過程），自分が禁煙したらどうだろうと考え（保持過程），「よし，やってみよう」と実行し（運動再生過程），禁煙を続けた結果いつもより体調が良い経験（動機づけ過程）をすることで，禁煙行動が継続される可能性が高まります。また，ここでも，禁煙行動に対する自己効力感が高い場合，一層，禁煙の成功に近づきます。

したがって，何らかの健康行動を持続させる支援を実施する際，対象者の自己効力感を高めながら，健康行動を継続している他者をモデルとした支援も効果的かも知れません。

(5) プリシード・プロシードモデル（PRECEDE-PROCEED Model）

1980年代に入ると，WHOが提唱したヘルスプロモーションの理念（第1章参照）を取り入れた，プリシード・プロシードモデルが誕生します。このモデルは，グリーンら（Green, Kreuter, Deeds, & Partridge, 1980）により提唱されたもので，健康行動は，認知的側面などといった個人的要因のみではなく，社会的要因や環境要因が影響し生起すると考えます。健康行動をより包括的に説明し得るモデルであり，体系化されているため，実践的な健康行動を評価する際にも活用できるモデルとされています。

PRECEDEとは，Predisposing, Reinforcing, and Enabling Constructs in Educational/environmental Diagnosis and Evaluation（教育的・環境的診断と評価における前提・強化・実現要因）を指し，社会診断，疫学診断，行動および環

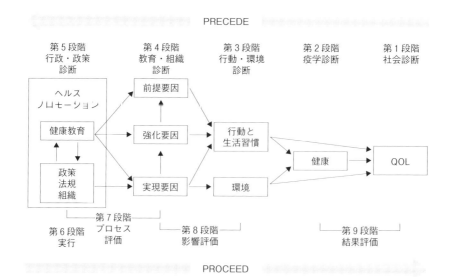

図5-4　プリシード・プロシードモデル

境診断，教育および組織診断，行政および政策診断の5段階からなっています。

PROCEEDとは，Policy, Regulatory, and Organizational Constructs in Educational and Environmental Development（教育・環境開発における政策・法規・組織要因）を指し，実行，プロセス評価，影響評価，結果評価から成ります。

プリシード・プロシードモデルでは，PRECEDEの5段階とPROCEEDの4段階との計9段階で健康行動の維持と評価を行います（図5-4）。

(6) 多理論統合モデル (Transtheoretical Model)

このモデルは，個々人の状態に合った働きかけをする際に適するモデルであり，プロチャスカとディクレメンテ（Prochaska & DiClemente, 1983）によって提唱されたモデルです。Transtheoretical Modelという表記から，TTMと略されることもあります。このモデルでは，健康行動を継続する際に，5つのステージがあると想定しています（図5-5）。そして，TTMに基づき健康行動を考え，健康教育などを実行する際は，その個人が，どのような準備段階（レディネス）にあるのかを焦点化する必要があります。5つのステージは以下の通りです。

変化ステージ				
無関心	関心	準備	実行	維持
意識高揚		自己解放	偶発的事件への対処	
動的安堵			支援関係	
環境再評価			拮抗条件づけ	
自己再評価			刺激のコントロール	
			社会解放	

図5-5　TTMにおける各ステージで役立つ介入（日本健康心理学会，2008より）

68 第5章 健康教育とそのモデル

無関心ステージ（precontemplation）：半年以上，健康行動を行う意思が全くない。

関心ステージ（contemplation）：半年以内に健康行動を起こそうと思っている。

準備ステージ（preparation）：1か月以内に健康行動を起こそうと思っており，実践する準備ができている。

実行ステージ（action）：半年未満で健康行動を実施している。

維持ステージ（maintenance）：半年以上継続して健康行動を実施している。

また，こうした各ステージで，健康教育的なかかわりにより，より上位のステージへと変容することが期待できます。たとえば，全く禁煙行動を開始しようとも思わない場合（無関心ステージ）であっても，喫煙のリスクについて知識教育を行うことで，次の良く考える時期（関心ステージ）へ移行することも期待できます。また，良く考えて，禁煙行動の準備をする準備ステージへ移行

表 5-2　理論横断モデルにおける効果的な 10 の介入法

介入法	内容
①意識高揚 （consciousness rising）	健康行動を維持することに寄与する情報を手に入れる
②動的安堵 （dramatic relief）	不健康な行動をやめることで苦痛や不安から逃れられることを知る
③環境再評価 （environmental-reevaluation）	健康行動に影響する社会的環境や物理的環境を再評価する
④自己再評価 （self-reevaluation）	健康行動をとることの自分自身における意味合いを再評価する
⑤自己解放 （self-liberation）	不健康な行動から解放され，健康行動をとる
⑥偶発的な出来事への対処 （contingency management）	万が一不健康な行動をとった場合に，それを維持しないよう管理する
⑦支援関係 （helping relationship）	健康行動をとることを応援してくれる社会的環境を手に入れる
⑧拮抗条件づけ （counter conditioning）	不健康な行動が出現した場合，その行動に付随して苦痛を覚えるような刺激を提示する。たとえば，タバコを吸った時，苦く感じるような薬物を利用する。
⑨刺激のコントロール （stimulus control）	不健康な行動をとりたくなったり，思い出したりする刺激を取り除く。
⑩社会解放 （social liberation）	社会的にも不健康な行動は望まれないというスタンダードを知る。

することも期待でき，最終的には，禁煙行動を実行し（実行ステージ），禁煙行動を持続する維持ステージへ移行し，禁煙が成功する可能性もあります。

　何らかの健康行動をとる人々が，どのステージに存在し，どのようなニーズをもっているのか（あるいはニーズをもっていないのか，ニーズをもっていない場合は，ニーズを高めるようなかかわりも必要です）を十分に確かめた上で，その上位ステージに移行できるようなかかわりが求められます。

　また，各ステージにおいて，効果的な介入として表5-2の通り10の方法が提唱されています。そして，各ステージにおいてどのような介入が効果的かについて，図5-5のようにまとめられています。支援をする対象者のステージにマッチした介入法を選択し，効果的な介入を実施することが望まれます。

(7) 行動計画理論 (Theory of Planned Behavior)

　このモデルは，エイゼン（Ajzen, 1991）により提唱されたモデルで，合理

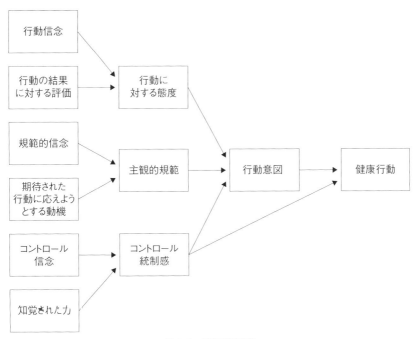

図5-6　行動計画理論

的行為理論を発展させたモデルです。ここでは，行動に対する態度と主観的規範の2要因から成る合理的行為理論に，行動のコントロール感（perceived behavioral control）が加えられています（図5-6）。行動のコントロール感とは，自分の行動をどの程度コントロールできるかに対する信念（コントロール信念）や，それができるかどうかの見積もり（知覚された力）から成り，行動統制感は行動意図や健康行動を左右する要因です。

　したがって，たとえば，禁煙行動を意図し行動が喚起されている状態では，その行動を自分自身でコントロールできているという信念があり，コントロールできるという予測ができる場合，健康行動は継続されると考えられます。一方，禁煙行動を意図したとしても，「できないかもしれない」と認識してしまうことで，その行動は収束することになります。

第5章のまとめ

　第5章では，KAPモデル，健康信念モデル，合理的行為理論，プリシード・プロシードモデル，多理論統合モデルなど，健康行動の持続を目指す上でも欠かすことができない有名な各種理論を紹介しました。これらの理論をみると，健康行動を持続させるためには，正しい知識教示が必要不可欠であるとともに，働きかけを受ける個人の認知的側面や個人がおかれている環境などにマッチした働きかけが必要であることがわかります。健康行動の持続を考える時，これらの理論を踏まえ，各個人の行動や認識をとらえることで，より効果の高い支援が実現できる可能性が高まるでしょう。

Key Words

健康教育，KAPモデル，合理的行為理論，プリシード・プロシードモデル，多理論統合モデル，行動計画理論，社会的学習理論

第6章
ストレスと健康心理学

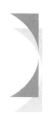

　ストレス社会と呼ばれる時代において、ストレスに上手に対処しながら健康的な生活を送ることは、現代的な課題ともいえます。ストレスに起因する心身の問題は多様であり、中には、「ストレスによって生じている問題」であることに気がつかないこともあります。
　本章では、ストレスのメカニズムとストレスコーピング（対処）の方法について紹介します。健康心理学においても、ストレスを扱い、ストレスに対処する方法を考えることが非常に大切な事項となっています。ストレスを本質的に理解することが、ストレスに対処することや関与することの第一歩です。

第1節　ストレッサーとストレス反応

　ストレスのメカニズムを考える際、ストレス反応が生じる原因となる刺激について考える必要があります。ストレス反応とは、ストレスが負荷された状態で生じる心身の不適応状態（ストレスが引き起こす心身の問題）をいいますが、ストレス反応を引き起こす刺激をストレッサーと呼びます。ストレッサーにはいくつかの種類が存在します（表6-1）。
　ストレッサーの種類について興味深いのは、物理的な刺激だけではなく、心理的な刺激（悩みや葛藤、気分、感情など）もストレッサーになり得るということです。したがって、たとえば、人間関係の問題（社会・文化的なストレッサー）に曝され、ストレス反応として落ち込み（感情）が生じている場合、その落ち込みが新たなストレッサーとなることも考えられます。言い換えれば、自分自身でもっている悩み事がストレス反応を引き起こし、また悩み、その悩みもストレス反応を引き起こすような悪循環が生じる可能性があるということ

72 第6章 ストレスと健康心理学

表 6-1 ストレッサーの種類

ストレッサー	具 体 例
物理的（環境的）ストレッサー	環境の温度，音，明るさなど
科学物質などによるストレッサー	大気汚染，アルコール，たばこ，薬物など
生物的なストレッサー	ウイルス，カビなど
心理的なストレッサー	悩み，葛藤，気分，感情など
社会・文化的なストレッサー	人間関係，経済状況，地域社会の慣習など

表 6-2 ストレス種類反応の代表例

種　　類	具 体 例
身体的なストレス反応	肩こり，頭痛，腹痛，血圧の低下・上昇，皮膚の疾患　など
心理的なストレス反応	落ち込み，不安，焦燥感，怒り，イラつき，無気力　など

になります。

　WHO憲章で定義づけられている通り，健康は，「単に疾病又は病弱の存在しないことではなく，完全な肉体的，精神的，社会的福祉の状態」（WHO, 1948）です。この定義に基づいて心身の健康を考えるのであれば，表6-1で挙げられている全てのストレッサーを最小限に留め，ストレス反応の発現を食い止める必要があるといえます。

　このように，ストレッサーが引き起こす心身の不適応状態をストレス反応と呼びますが，ストレス反応の代表例として表6-2のような状態・症状が挙げられます。

　また，ストレッサーに曝され，ストレス反応が生じるプロセスは，警告反応期（stage of alarm reaction），抵抗期（stage of resistance），疲弊期（stage of exhaustion）という3つに分けることができます。

　警告反応期では，ストレッサーに曝された生体が最初に反応（警告反応）する時期で，アドレナリンの分泌や交感神経系の活性化など生理的反応が生じ，ストレッサーに対応します。これらの生理的反応が生じる一方で，副腎皮質の機能が亢進します。副腎皮質とは，副腎（ホルモンの分泌などをコントロールする臓器）にあり，アルドステロンやコルチゾールの分泌をコントロールします。また，警告反応期は，ショック相（phase of shock）と反ショック相（phase of counter shock）に分けられます。ショック相では，ストレッサーに対して

対応することができず（生理的反応が生じず），受動的にストレッサーに曝されます。そして，ここでは体温や血圧の降下，低血糖，神経系の活動抑制，急性胃腸管糜爛などといった，身体的な反応が生じることもあります。一方で，反ショック相では，副腎皮質ホルモンの分泌などを通して，ストレッサーに対して積極的に対処（防御）しようといった機能が働きます。ここでは，体温や血圧の上昇，高血糖，筋緊張など，ショック相とは逆の身体的反応が生じることがあります。

　つぎに，抵抗期に移行すると，ストレッサーに対して積極的に「慣れよう」とする時期に入ります。今曝されている特定のストレッサーには慣れている状態なので，生体的には安定した時期ともいえますが，心身ともに健康的な状況ではありません。抵抗期では，副腎皮質の脂質量が増え，副腎の肥大が認められるなど，身体的な変化も認められます。そして，抵抗期では，今曝されている特定のストレッサーには対処できる可能性が高いものの，新たなストレッサーに対して抵抗力は弱く，ストレス反応が生じることもあります。

　警告反応期から抵抗期へ移行し，その後もストレッサーに曝され続ける場合，疲弊期に移行します。ここでは，体温や血圧は降下し，副腎の脂質量も減少するなどの身体的変化も認められ，心身ともに疲弊した状態に陥り，場合によっては，病的な状態に陥ることもあります。長らくストレスに曝されることで，最終的には（疲弊期には），ストレッサーに対処するエネルギーが枯渇し，抵抗力が失われてしまうこともあります。

　こうした中，ストレス反応がより病的である場合，ストレス関連疾患を発症した状態であることもあります。ストレス関連疾患には，身体的不調が生じるもの，心理的不調が生じるものなどさまざまなものがあり，いずれにしても，早急に対処すること，また，ストレス関連疾患が生じないように予防的な取り組みを行うことなどが必要不可欠です。ストレス関連疾患は，副腎皮質ホルモンの影響による自律神経系の乱れや消化器系の症状や循環器系の症状，呼吸器系の症状など多様です。たとえば，消化器系のストレス関連疾患である過敏性腸症候群は，代表的なストレス関連疾患といえるでしょう。また，ストレス関連疾患の内，特に身体的症状が認められるものを心身症（Topics10参照）と呼びます。身体的な不調が生じている時，それは単に身体的な問題を有してい

74 第6章 ストレスと健康心理学

TOPICS 10 心身症

　心身症（Psychosomatic Disorder）は，日本心身医学会（1991）により，「身体疾患の中で，その発症や経過に心理社会的因子が密接に関与し，器質的ないし機能的障害が認められる病態をいう。ただし神経症やうつ病など，他の精神障害に伴う身体症状は除外する」が定義づけられています。
　この定義にしたがえば，心身症とは，心理社会的要因により身体的な不調が現れている状態とまとめることができます。また，心理社会的要因をストレスと仮定するのであれば，ストレス関連の身体的疾患も心身症です。なお，消化性潰瘍や潰瘍性大腸炎などは器質的障害，片頭痛や過敏性腸症候群などは機能的障害の例です。身体的不調は，内科的疾患であると判断されがちですが，心身症の可能性も視野に入れながら，自分自身の体調管理をはかることが欠かせません。

るのではなく，ストレスとそれに伴う心理的不調が根底にある可能性もあります。

第2節 ストレスと生理的反応

　前述の通り，警告反応期では，ストレッサーに対応するために生理的反応が生じます。また，生理的反応のみならず，ストレッサーに曝されることで脳機能に反応が生じることなども明らかとされています。

　生体（人間を含めた動物）がストレッサーに曝された時，視床下部正中隆起が働き，副腎皮質刺激ホルモン放出ホルモン（Corticotropin-releasing Hormone；CRH）が分泌されます。また，CRHの分泌と併せて脳下垂体から副腎皮質刺激ホルモン（Adrenocorticotropic Hormone；ACTH）が分泌され，それに伴い，副腎皮質が刺激され副腎皮質ホルモンが分泌されます。そして，副腎皮質から副腎皮質ホルモンが分泌された場合，フィードバック機構を通し，CRHならびにACTHの分泌は抑えられます。フィードバック機構とは，副腎皮質ホルモンの分泌を受けて，CRHとACTHを抑制するメカニズムのことを指します。通常，こうした生体の生得的なメカニズムにより，ストレッサーに対して柔軟に対処し，適応的な生活を送ることができます。こうした中，過剰なストレッ

サーに長期間曝されることで，生得的に備わっているフィードバック機構や各種ホルモンの分泌バランスが崩れ，結果として身体的不調（ストレス反応）を呈することがあります。

　以上の通り，ストレス状況下では，さまざまなホルモンが分泌される中で，ストレスをより実証的にとらえる（測定する）こともストレス研究の重要な任務となっています。たとえば，ストレス状況下で分泌される代表的なホルモンは，副腎皮質ホルモンです。副腎皮質ホルモンは，鉱質コルチコイドと糖質コルチコイドから成っています。そして，鉱質コルチコイドの主たる物質はアルドステロン（血中ナトリウムと血中カリウムのバランスをコントロールするホルモン），糖質コルチコイドの主たる物質はコルチゾール（炭水化物や脂質をコントロールするホルモン）です。

　生体がストレッサーに曝される時，特に糖質コルチコイドの分泌が増加することがわかっています。したがって，糖質コルチコイドの分泌量を測定することで，ストレスをより実証的に測定することも可能です。また，糖質コルチコイドの主成分であるコルチゾールは，唾液で分泌量を測定することが可能であることから，コルチゾールをストレスマーカー（ストレス状況下にあるか否かの指標）として用いることもあります。

　ストレスをより実証的に測定し評価するために，こうした生理的反応（分泌されるホルモン量）を測定することもストレス研究のスタンダードといえます。また，近年，fMRIや脳波測定機器の進化により，脳の反応をより正確に測定することも可能となり，今後，ストレス研究において脳機能をターゲットとした実証的研究が行われることも望まれます。

第3節　ストレスの基本型

　ストレッサーあるいはストレス反応に関する研究は古くから行われてきました。こうした中，「ストレス」という用語を初めて用いた研究者は，セリエ（Selye, H.）です。セリエは，ストレスを「環境からの刺激によりもたらされる身体の非特異的反応」（Selye, 1974）と定義づけています。非特異的反応とは，「特別に生じる反応ではない」ということで，環境からの刺激によって身体的変化

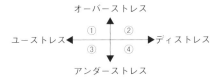

①良いストレス（好ましいストレッサーとストレス反応）の負荷が強い状態
②悪いストレス（嫌悪的なストレッサーとストレス反応）の負荷が強い状態
③良いストレス（好ましいストレッサーとストレス反応）の負荷が少ない状態
④悪いストレス（嫌悪的なストレッサーとストレス反応）の負荷が少ない状態

図6-1　ストレスの4基本型

が生じることは，個人に特有な現象ではないということを示しています。そして，身体の非特異的反応として，具体的に，副腎皮質の肥大，胸腺・脾臓・リンパ節の萎縮，胃と十二指腸の出血や潰瘍などが挙げられています。また，身体の非特異的反応の結果生じる不適応状態は，一般適応症候群と呼ばれます。こうしたセリエの研究は，現代社会におけるストレス研究の第一歩ともいえます。

　また，セリエは，ストレスを，ユーストレス（良いストレス），ディストレス（悪いストレス），オーバーストレス（ストレス負荷量が多い状態），アンダーストレス（ストレス負荷量が少ない状態）の4つの基本型に整理しています(Selye, 1983)（図6-1）。

　一般的に強くストレスが負荷される状態は否定的にとらえられがちですが，ユーストレスである場合，オーバーストレスであったとしても，心身の健康度を低下させることはありません。また，ディストレスがオーバーストレスである場合，あるいはユーストレスがアンダーストレスである場合は，適度なユーストレスを得ることができるような工夫が必要です。さらに，生体にとって，最適なストレスをオプティマルストレスと呼びます。したがって，ストレスの型により，オーバーストレスあるいはアンダーストレスの状態から脱し，オプティマルストレスを受けられる状態となることが心身の健康度を高めるためにも必要不可欠です。また，オプティマルストレスは個人によって異なります。その個人にとって最適なストレスとは何かを十分に確かめる必要があります。たとえば，タイプA行動パターン（Topics11参照）の場合，本人がオプティマルストレスだと思っている状態が，客観的にみるとディストレスがオーバーストレスである場合（図6-1の②）もあります。

TOPICS 11　タイプＡ行動パターン

　ストレス社会と呼ばれる現代社会において，できる限りストレスを低減するとともに，ストレスにうまく対処することが望まれます。一方で，自らストレスの負荷される生活を好む人々も存在し，こうした人々の傾向をタイプＡ行動パターンと呼びます。タイプＡ行動パターンの人々は，競争的で野心家であることや，精力的でいつもせかせかし，大量の仕事に追われているなどといった特徴があり，「猛烈サラリーマン」と形容されます。

　タイプＡ行動パターンの場合，ストレス状況にあることを自覚せず，身体的にも心理的にもより苦しい状況へと突き進んでいくこともあります。また，タイプＡ行動パターンと高血圧や心臓血管系の疾患とが有意に関連する研究も多々存在することから，ストレス社会で生活するタイプＡ行動パターンの人々に関与することも求められます。表6-3はタイプＡ行動パターンのチェックリストです。YES が6個以上の場合，要注意と判断します。

表 6-3　タイプＡ行動パターンのチェックリスト (野村, 2006)

1.　毎日忙しい生活である	YES ・	NO
2.　時間に追われている	YES ・	NO
3.　何事も競争してしまう	YES ・	NO
4.　ちょっとしたことで怒りやすい	YES ・	NO
5.　仕事や行動に自信がある	YES ・	NO
6.　何事にも熱中しやすい	YES ・	NO
7.　何事でもきちんと片づけないと気が済まない	YES ・	NO
8.　緊張したりいらいらしやすい	YES ・	NO
9.　早口でしゃべる	YES ・	NO
10.　並んで順番を待つことがイヤである	YES ・	NO

　一方で，タイプＡ行動パターンと対照的な傾向をタイプＢ行動パターンと呼びます。また，タイプＣ行動パターンは，テモショック（Temoshok, 1987）によって提唱された概念であり，がんにかかりやすいタイプとされています。タイプＣ行動パターンの特徴は，自分自身よりも他者を気遣って，怒りや不安などを表出しないことや，自己主張をせずに穏やかな態度を示すこと，葛藤や緊張状態に対処することができないことなどが挙げられています。また，デノレットら（Denollet et al., 1995）は，特に心疾患を抱えやすい傾向を，タイプＤ行動パターンとしました。タイプＤ行動パターンは，ネガティブな感情を抱きやすく，またそれを表出することも苦手なタイプで，苦悩を抱えるタイプといえます。

78　第6章　ストレスと健康心理学

第4節　日常的な出来事とストレス

　1960年代アメリカでは，特に日常的な出来事と健康との関係について興味深い研究が数多く実施されています。たとえば，ホームズとレイ（Holmes & Rahe, 1967）は，日常的な出来事が，人間の心理的側面にどのような影響を与えるか検討しています。ここでは，日常的な出来事に遭遇した後，通常の身体的・心理的状態へと回復するまでにかかる労力が得点化され，社会再適応評価尺度（Social Readjustment Rating Scale）としてまとめられています（表6-4）。ある個人が1年間を通して遭遇するリスト上にあるライフイベントの得点を合計し，その得点が高い程，病気の罹患率が上昇するとされています。

　また，避けることができず，また，ストレッサーとなり得る日常的な出来事

表6-4　社会再適応評価尺度

順位	ライフイベント	得点	順位	ライフイベント	得点
1	配偶者の死亡	100	23	子どもが家を離れる	29
2	離婚	73	24	姻戚とのトラブル	29
3	夫婦の別居	65	25	個人的な成功	28
4	留置所に拘留，刑務所に入るなど	63	26	妻の就職や離職	26
5	家族の死亡	63	27	就学や卒業，進学	26
6	けがや病気	53	28	生活状況の変化	25
7	結婚	50	29	習慣の変化	24
8	解雇	47	30	上司とのトラブル	23
9	夫婦間の和解	45	31	仕事の時間や状況の変化	20
10	退職	45	32	住居が変わる	20
11	家族が健康を害する	44	33	学校が変わる	20
12	妊娠	40	34	レクリエーションの変化	19
13	性的困難	39	35	教会活動の変化	19
14	家族が増える	39	36	社会活動の変化	18
15	仕事への適応	39	37	1万ドル以下の抵当か借金	17
16	経済状況の変化	38	38	睡眠習慣の変化	16
17	親友の死亡	37	39	家族・親戚づきあいの回数の増減	15
18	違った仕事への配置換え	36	40	食習慣の変化	15
19	配偶者との論争の回数の増加	35	41	休暇	13
20	1万ドル以上の抵当か借金	31	42	クリスマス	12
21	担保物件を失うなど	30	43	ささいな違反行為	11
22	仕事上の責任変化	29			

はデイリーハッスルズ（daily hassles）と呼ばれます。デイリーハッスルズは，ストレッサーとなり得る刺激であることから，デイリーハッスルズに直面する機会が多い場合，ストレス反応が生じる可能性が高まります。

　一方で，その出来事がデイリーハッスルズであるかどうかは個人の認識に依存する場合もあります。たとえば，グラス（Glass, 1977）は，現実的なコントロール可能性よりも，「自分ではコントロールすることができない」と認識する（コントロール可能な出来事であったとしてもコントロールできないと自己評価する）ことがストレッサーとなる可能性を指摘しています。現実的にコントロールできるような出来事であっても，その自信がなかったり，自分の能力を低く見積もっている場合などは，コントロール不能感が高まり，その出来事がデイリーハッスルズとなることも考えられます。各個人が，自分の周辺で生じる日々の出来事をどのように受け取り，認識しているのかを知ることも，ストレスを考える上では大切です。

第5節　ストレスの心理学的理解

　これまで紹介した通り，セリエによりストレスの基本となる数々の研究が進められ，また，生理的変化といった観点からストレス状況下における生体の反応について科学的に検討が進められてきました。こうした中，環境からの刺激がストレッサーとなるか否かは「認知的な評価」が影響するといった考え方が1980年代に示され，こうした考え方は特に心理学的ストレス理論と呼ばれます。

　心理学的ストレス理論は，ラザルスとフォルクマン（Lazarus & Folkman, 1984）により提唱されたものであり，個人的な認知的要因を取り上げた心理学領域におけるストレス研究の代表格です。ここでは，図6-2にあるように，認知的要因として「1次的評価」と「2次的評価」が想定されています。

　1次的評価では，「その刺激が自分にとって脅威であるか否か」の評価を行い，脅威であると評価した場合に，2次的評価に移行します。なお，ここで，「脅威ではない」と評価した場合，ストレス反応は生じません。そして，2次的評価では，「脅威である刺激に対処（コーピング）可能か否か」を評価し，

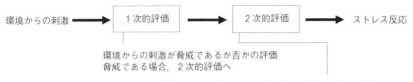

図6-2　心理学的ストレス理論のプロセス

対処不可能と評価した場合にはじめてストレス反応が生じます（対処可能であると評価した場合には，ストレス反応は生じません）とされる。

　心理学的ストレス理論では，環境からの刺激に遭遇した時，その刺激が脅威的であり，かつ対処不可能であるものと評価した場合にストレス反応が生じると想定されています。したがって，同様の環境に多数の人間が存在している場合，その環境をどのように評価するかによって，ある人はストレス反応が生じ，ある人には生じないといったことも考えられます。個人のストレスを考える上では，その個人にとって，その環境から与えられる刺激がどのような質のもので，それに対処できるだけの方略をもっているかどうか，十分に確かめる必要があります。

第6節　ストレスコーピング

　ストレッサーに曝されストレス反応が生じた場合，そのストレッサーやストレス反応に適切に対処することが求められます。ストレッサーあるいはストレス反応に対して対処することを，ストレスコーピングと呼びます。

　ストレスコーピングには種類があり，たとえば，問題焦点型コーピングや情動焦点型コーピングなどに分けられます。問題焦点型コーピングとは，ストレス反応の源，すなわちストレッサーに対してコーピングすることを指し，情動焦点型コーピングとは，ストレス反応（特に情動面の変化）に対してコーピングすることを指します。たとえば，騒音がストレッサーとなっている場合には，音量を下げることやその場から一旦非難することで，そのストレッサーから逃れることが可能で，これは問題焦点型コーピングといえます。また，非常に困

第6節　ストレスコーピング　　81

表6-5　具体的なストレスコーピング

方　法	具体例	理　由
運動する	軽く汗をかく有酸素運動 好きな運動をする　など	○ストレスにより，交感神経系ホルモン（アドレナリン）が過剰に分泌される。 （過剰な交感神経系ホルモンは筋肉活動で消費可能） ○慢性的なストレスにより，筋緊張が引き起こされ，頭痛や腰痛，疲労を感じる （筋肉運動で筋緊張や筋緊張に伴う状態が緩和）
リラックスする	ゆっくり入浴する 好きな音楽を聴く 自律訓練法 ヨーガや禅　など	○ストレスにより，心身の緊張状態が引き起こされる （心理的なリラックス状態は身体的緊張を緩和し，身体的なリラックス状態は心理的緊張を緩和する）
感情を発散する	気分転換をする 趣味や旅行を楽しむ 模様替えをする　など	○同じ生活場面で同じことをしたり，考えたりすることで，感情を溜め込み，慢性的なストレス状態に陥りやすくなる
社会的支持基盤をつくる	家族との団欒 友人との交流 相談する機会を持つ　など	○ストレスを喚起するような問題を抱えた場合，ひとりで抱え考え込むことでより深刻になることがある

難な出来事に出くわし，緊張感が高まっている状態で，深呼吸をして緊張感を和らげることは情動焦点型コーピングといえます。こうした中，たとえば，人間関係の問題がストレッサーとなっている場合など，そのストレッサー自体に関与することは難しいといわざるを得ません。その際，ストレッサー自体に関与する問題焦点型コーピングではストレッサーにうまく対処できず，ストレス状態は悪化することも想像できます。したがって，ストレッサー自体に関与することが難しいと判断できる場合は，まずは情動焦点型コーピングを採用する必要があります。表6-5は代表的なストレスコーピングの方法です。特に情動焦点型コーピングですが，日々の生活の中で，ストレス反応が生じている場合に上手に採用することで，心身の健康を維持増進することに奏功します。また，こうしたコーピング法は，個人によって「使いやすさ」が異なります。自分にとって一番使いやすいコーピング法を手に入れておくことも大切です。

　ストレスコーピングを実践する際，心身相関（第1章参照）の観点から，身体的なリラクセーション状態をもたらす方法が採用されることがあります。身

82　第6章　ストレスと健康心理学

体的なリラクセーション状態とは，筋弛緩状態と考えて下さい。筋弛緩をもたらすリラクセーション法を実施し，身体的なリラクセーション状態を体験することで，結果として心理的にもリラックスできます。したがって身体的なリラクセーションは有効なストレスコーピングといえます。

　ここでは，身体的なリラクセーション法として有名な漸進的筋弛緩法を紹介します。また，心身の両面に働きかける自律訓練法について紹介します。

(1) 漸進的筋弛緩法

　漸進的筋弛緩法とは，段階的に順序に沿って身体の筋緊張をほぐす方法です。ここでは安静の状態で椅子に座り，上半身は「手」「手から肘」「手から肩」，下半身は「足」「足から膝」「膝から腰」「腰から首（背中）」「顔」の順序で筋肉の力を抜く作業を行います。具体的には，力を抜く前に一度力を入れます。たとえば，手から肘の筋弛緩を行う場合，まずは，手から肘に適度に力を入れ，その後，力が入っている感覚を確認してから，力を抜きます。一度力を抜いたら，もう一度力を抜きます。したがって，漸進的筋弛緩法では，力を入れた後，2度力を抜くことになりますが，2度抜くことで，残った力を意図的に抜くことができます。なお，はじめに入れる力は，ちょうど生卵をつぶさない程度の力（筋肉に力が入っていると感じることができる程度の力）です。

　はじめに力を入れた時，力が入っている感覚を10秒～15秒程度感じとることができたら，その力を抜き，フワッと力が抜けていく感覚を10秒～15秒程度感じとりします（1度目）。その後，まだ残っている力を抜き，その力が抜けきる感覚を10秒～15秒程度感じ取ります（2度目）。

　漸進的筋弛緩法は，身体的なリラックス状態を導く有効な手段です。

(2) 自律訓練法

　自律訓練法は，1930年頃，シュルツ（Schultz, J. H.）により考案された，実証的研究も数多く行われている科学的な方法です。催眠の流れをつぐ方法といわれますが，自律訓練そのものが催眠というわけではありません。ここでは，暗示文（表6-6）を繰り返すことで，言語暗示を行い，身体的変化（腕や脚の重さや温かさ）を感じ取るとともに，心理的安定を促します。

第6節 ストレスコーピング　83

表6-6 自律訓練法の暗示文

公 式	練 習 名	暗 示 文
背景公式		気持が落ち着いている
第1公式	重感訓練	右手が重たい，左手が重たい，右脚が重たい，左脚が重たい
第2公式	温感訓練	右手が温かい，左手が温かい，右脚が温かい，左脚が温かい
第3公式	心臓調整練習	心臓が規則正しく打っている
第4公式	呼吸調整練習	とても楽に呼吸をしている
第5公式	腹部温感練習	胃のあたりが温かい
第6公式	額部冷涼感練習	額が涼しい

　自律訓練法を実施する際，仰臥（仰向けで横になる姿勢）や椅子にかけた状態でリラックスします。そして，「両腕，両脚が重たい（重感）／暖かい（温感）」や「気持ちが落ち着いている」などといった暗示文を2～3分程度繰り返し，その変化に気づき，感覚を味わいます。はじめの内は慣れるまで，身体的変化や気持ちの落ち着きを感じ取ることができないかもしれませんが，何度か練習を続ける内に，多くの場合で，身体的変化や心理的安定感を感じ取ることができるようになります。

　暗示文は公式と呼ばれ，第1公式から第6公式，背景公式からなります。第1公式を繰り返す中で，手脚の重さを感じることができたら，第2公式に移り，第2公式を繰り返す中で，手脚の暖かさを感じることができたら，第3公式に移るといった具合に，暗示文の通りに変化を感じ取ることができたら，次の段階へと進めます。各段階では，背景公式を繰り返しながら進めます。

　以上のように，自律訓練法は，暗示文を繰り返し，その後に生じる心身の変化を感じ取りながら，身体的変化（筋弛緩）と心理的安定感との両者を促進する有効なリラクセーション技法です。ただし，禁忌もしくは注意すべき点もあるので事前に十分な準備を行うとともに，必要な場合には専門家に相談してください。

　以上で紹介したストレスコーピング法は，健康心理学の実践においても用いることができるものです。そして，数々のストレスコーピング法は，各個人の「使いやすさ」で取捨選択されるべきものともいえます。したがって，健康教育の実践において，ストレスコーピング法を教示する際，受け手にとって一番良い方法を伝えることが望ましいともいえます。自分にとって最も良い方法を

84　第6章　ストレスと健康心理学

TOPICS 12　マインドフルネス

　マインドフルネス（mindfulness）は，マインドフルネス瞑想やマインドフルネス認知療法などといった方法があり，たとえばストレスマネジメント法としても用いられる方法です。マインドフルネスは，ガバット－ジンによれば「意図的に，この瞬間に，価値判断をすることなく注意を向けること」と定義づけられています。

　マインドフルネスな体験をするためには，いくつかのエクササイズがあり，こうしたエクササイズを通して，自分自身の思考や価値基準にとらわれることなく，今ここでの体験をそのもの味わうことを目指します。

　たとえば，ストレス状況下でストレスを低減させようとした時，そのストレス反応の源となるストレッサーに注目し，一層強いストレスを感じてしまうことがあります。たとえば，職場の人間関係がストレッサーとなっている時に，それから回避しようと職場の人間関係の問題に注視することで，一層，その問題が明確化され，より強いストレッサーとして感じ取られてしまうといった状況が例として挙げられます。そこで，過去の体験やそこでの思考などに注視するのではなく，今この瞬間で感じていることに注意を向け，味わうことで，自分を苦しめている過去や思考から解放され，より健康的な瞬間を体験しようというものがマインドフルネスです。

　マインドフルネスの考え方を基盤としたリラクセーション法として，マインドフル瞑想があります。マインドフル瞑想の中でも，ここでは「食べる瞑想」を紹介します。

　食べる瞑想では，3粒のレーズンを使います。ここでは，自分が実際にしていることに注意集中し，一瞬一瞬を体験しながら1粒ずつ食べることを目指します。まず，すぐに食べるのではなく，観察からはじめます。レーズンをはじめて見るようなつもりで観察し，つまんだ感触や色，表面の様子などを十分に観察します。このプロセスでは，レーズンだけではなく，その他の食べ物などに関する想いが湧き上がってきます。この想いとは，レーズンやレーズンから想起されるその他の食べ物に対する好き嫌いなどといった想いです。次に，レーズンの匂いを嗅ぎ，レーズンを口に持っていくまでの身体の動きも確認し，唾液の分泌や口の動きなどといった変化にも注目しながら，唇にレーズンを載せます。そして，最後にレーズンの本当の味を感じながらゆっくりと噛み，飲み込む感覚までも確かめます。そして，レーズンを飲み込んだ時，自分の身体がレーズン一粒分だけ重くなったような感覚を覚えることもあります。

　食べ物に対する欲求は本来強く，容易にコントロールできるものではありません。しかしながら，こうした方法を用いることで，その欲求にとらわれない体験をすることが可能になります。こうしたことは，実際に今自分のしていることや感じていることに意識的になることで，自身の感情をコントロールすることを示しています。今回はレーズンと食欲を例に挙げ，そのエクササイズ法を紹介しましたが，一瞬一瞬の体験や自分自身の感覚を意識的に見つめることで，コントロール不可能な感情に支配されることなく，自分の今この瞬間をより豊かに過ごせることになります。

入手することは，心身の健康維持増進や予防に直結します。

第6章のまとめ

　第6章では，ストレスのメカニズムとストレスコーピング（対処）の方法について紹介しました。ストレスを本質的に理解するために，まずは，ストレッサーとストレス反応という2種に注目する必要があります。また，ストレッサーやストレス反応に対処（コーピング）することについて十分に考えることも必要不可欠です。こうした中，ストレッサーが加えられた時，どのような生理的反応が生じるかを知ることも，ストレスを理解する上では欠かすことができません。一方で，ストレスについて心理学的に理解した理論では，ストレッサーとストレス反応との間に介在する要因として"認知的評価（1次的評価・2次的評価）"が想定されています。こうしたことから，ストレスにかかわりをもつ場合，支援対象者の生理的変化（身体的変化）とあわせて認知的側面を取り上げることが求められます。

Key Words

ストレッサー，ストレス反応，警告反応期，抵抗期，疲弊期，ショック相，反ショック相，心身症，副腎皮質ホルモン，コルチゾール，オプティマルストレス，タイプA行動パターン，タイプB行動パターン，タイプC行動パターン，社会再適応評価尺度，ストレスコーピング，問題焦点型コーピング，情動焦点型コーピング，漸進的筋弛緩法，自律訓練法，マインドフルネス

第 7 章

健康心理学とストレスマネジメント

　ストレスに起因する状態を呈する人々の増加が社会的問題となっています。そして，ストレスに苦しむ人々に対する支援を実践することも今日的な課題といえます。ストレスに苦しむ人々を支援する方法として，ストレスコーピング法のノウハウを提供することや，より重篤な場合であれば医療機関における治療やカウンセリングを実施することも必要です。また，ストレスマネジメントを実施することも必要不可欠です。ここでは，ストレスマネジメントについて考えましょう。

第1節　ストレスマネジメントとは何か

　ストレスマネジメントとは，ストレスを「管理」することを指します。「管理」とは，ストレスにコーピング（対処）することだけではなく，ストレスコーピングも含め，ストレッサーが何であるかを整理・把握することや，ストレス反応の有無をチェックすることをはじめ，周囲のサポート（ソーシャルサポート）の有無を確認することや，環境に働きかけ，ストレッサーを取り除くこと，ストレッサーやストレス反応を今よりも強いものにしないことなど，非常に幅広い活動が含まれます。

　ストレスマネジメントの実行について，本章では，「個人的要因」「環境的要因」「知識要因」と3つのカテゴリーに分け，考えてみましょう。

(1) ストレスマネジメントと個人的要因

　ストレスマネジメントを実施する際，その個人がどの程度でどういった質のストレッサーを受けているのか，また，そのストレッサーをどのように認知し

ているのか，そして，どの程度のストレス反応が生じているのかを精査することが必要不可欠です。

ストレッサーに曝されている状態であっても，警告反応期を過ぎ，抵抗期へと移行している場合（第6章参照），そこで負荷されているストレッサーに気がつくことなく，気がついた時には，身体的・心理的不調を抱えてしまうこともあります。したがって，今，不調が生じていないとしても，自分が生活する環境で，ストレッサーに曝されてはいないか，また，ストレッサーに曝されているとした場合，コーピングできているか否かなどをセルフチェックすることが重要です。

(2) ストレスマネジメントと環境的要因

ストレスマネジメントを実行する中で，自分自身のみならず社会的な環境から，どの程度手助けしてくれるリソースが手に入るか確認することも重要です。「社会的な環境からの手助け」とは，たとえば，ソーシャルサポートを指し，日常生活においてソーシャルサポートを受けることで，ストレスマネジメントをより効果的に実施できる可能性が高まります。

たとえば，図7-1のAは，ストレスが負荷されていない場合，ソーシャルサポートを受けていようがいまいが，健康度に相違はなく，ストレス状況に陥った場合に，ソーシャルサポートを受けていた方が，健康度が低下することを緩和するといった効果を示しています。また，図7-1のBは，ストレスが負荷

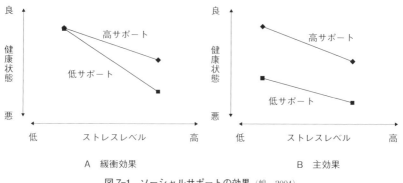

図7-1　ソーシャルサポートの効果（嶋，2004）

されていない場合であっても，ソーシャルサポートを受けている方が健康度は高く，また，ストレスが加わると，ソーシャルサポートの有無にかかわらず健康状態は悪化するものの，よりソーシャルサポートを受けている方が，受けていない場合よりも健康度は高いという効果を示しています。いずれにしても，ストレスが加わった場合，環境（他者）から支援を受けるリソースをもつことが，健康度を必要以上に下げずに済みます。

　また，ソーシャルサポートには，情緒的サポート，道具的サポート，情報的サポート，評価的サポートなどがあります。情緒的サポートは，共感することや愛情を傾けることを指します。道具的サポートは，たとえばお腹が空いている人に，食べ物を指し出すなどといったサポートを指し，情報的サポートは，問題解決に役立つ情報を提供することで行うサポートです。そして，評価的サポートは，フィードバックや強化など，自己評価に役立つ情報を提供するサポートです。どのサポートもサポートの受け手が求めているものを提供することが何よりも大事です。

(3) ストレスマネジメントと知識要因

　ストレスマネジメントを実践する際，ストレスのメカニズムにかかわる知識やストレスコーピングにかかわる知識などを十分に理解しておくことも必要不可欠です。日常生活の中で感じる苦しさ，いわゆるストレスは，その実態をつかむことが難しく，その状態に翻弄されてしまうことがあります。こうした状態では，ストレスコーピングを実施することもストレスマネジメントを実施することも難しくなってしまうことがあります。そこで，今抱えている苦しさや難しさはなぜ生じているのかを知ることが大切です。たとえば，ストレスに関する心理的メカニズムを知っていれば，現状，直面している具体的な体験を自分自身がどのように評価をしているのか，整理しながら考えることもできるかもしれません。そして，その評価が間違っているとするのであれば，それを修正する方法を用いて対応することもできます。また，ストレスをマネジメントする際にソーシャルサポートが有効であるという知識があれば，組織や地域社会でソーシャルサポートを得る下準備が可能かもしれません。また，誰かをサポートするといった具体的な取り組みを考えることにつながる可能性もありま

TOPICS 13　職業ストレス

以下の図は，平成24年に実施された労働者健康状況調査（厚生労働省，2012）の結果です。このグラフをみると，職場生活における不安や悩み，ストレスの原因の第1位が，「職場の人間関係」であることがわかります（図7-2）。

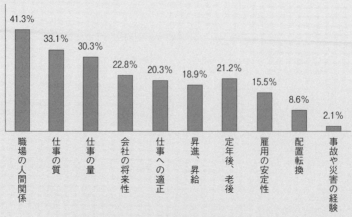

図7-2　仕事や職業生活に関する強い不安，悩み，ストレス（平成24年調査）

また，こうした結果は，これまでの調査でも同様であり，職場における人間関係に起因するストレスについて何らかの関与を行う必要があるといえます。職場の人間関係に問題やむずかしさが伴う時，職場の環境自体をマネジメントすることが求められます。しかしながら，職場の環境（たとえば人員配置など）を急激に変化させることは困難といわざるを得ません。そして，職場の環境をマネジメントすることは，職場全体で取り組む大きな課題ともいえ，中長期的な目標となります。

一方，こうした状況で生じている個人的なストレス反応をマネジメントすることは，労働者個々人で実現することが可能です。自分自身にとって最も適するストレスコーピング法を手に入れ，適確なタイミングで，ストレス反応を低減する試みは何より重要です。また，日々の生活の中で，自分自身に負荷されるストレスの状況を十分に理解することも忘れてはいけません。

す。

　以上の通り，ストレスマネジメントを実践する上では，知識と実践をバランスよく取り入れ，より有効な方法を探索することが必要不可欠です。

第2節　ストレスマネジメントの方法　　91

表7-1　ストレスマネジメント研修の流れ (山蔦・杉山, 2011)

流れ	内容	方法
1. 準備と意識づけ	メンタルヘルスやストレスに関する情報提示（問題意識の啓発）	広報活動
2. 問題の抽出	メンタルヘルスケアに対するニーズ，職場の問題を抽出	調査
3. 方法の提示	具体的なケアの手段を提示，理解の促進	研修など
4. 方法の体験	具体的なケアの手段を疑似的に体験，利用できる状態へ	
5. 日常への適用と評価	体験した手段を適宜，個人で利用，効果の評価	フォローアップ

第2節　ストレスマネジメントの方法

　ストレスマネジメントの方法は多々あります。そして，中にはその方法がプログラム化され，広く一般的に用いることができるよう工夫されているものもあります。ここでは，集団に対するストレスマネジメントの例と企業で実施されるべきストレスマネジメントの在り方を紹介します。

(1) ストレスマネジメント実践例―研修を通したストレスマネジメント

　ある集団を対象にストレスマネジメントを実践する時，研修という形で関与することも多くあります。研修をはじめとして，集団に対したかかわりにおいて重要なことのひとつに，対象者のモティベーション（動機づけ）を高めることが挙げられます。モティベーションを高めて，たとえば，ストレスのメカニズムを学び，ストレスコーピング法を修得することで，その後，日常生活で適応できる可能性が高まります。一方，特に集団を対象にストレスマネジメントを実践する際，全員のモティベーションが高いとは限らず，モティベーションが低い対象を取りこぼすことなく，ストレスマネジメントを遂行しなくてはなりません。これは，大変困難がつきまといます。そこで重要なプロセスは，日々行うことができる広報活動や，研修の冒頭に行う意識づけ（知識教育）です。

　表7-1にあるプロセスは，ストレスマネジメント研修を実施する際の流れです。ほんの一例ですが，ここでは，ストレスマネジメント研修のプロセスが，準備と意識づけ・問題の抽出・方法の提示・方法の体験・日常への適用と評価

という5段階に分けられています。この内，初期段階で実施される準備と意識づけは，知識教育に合致する段階といえます。知識教育は対象者の「なぜ？」に応えるプロセスであり，ここを丁寧に進めることで，知的な理解に基づく実践活動が可能となります。もちろん，知識を得ていない状況で，「楽しく身体を動かし，ストレスコーピングができた！」ということであっても，それは効果的なストレスマネジメントの一環であるといえます。しかしながら，知識を理解した上で実践した場合，その効果が高まる可能性もあり，順を追った丁寧なかかわりが大切です。

　日々の広報活動や研修時における知識教育を経て，問題の抽出に移ります。問題を抽出するタイミングは，ストレスマネジメントを実施する対象により異なります。たとえば，企業などでストレスマネジメントを実施する場合には，企業の窓口となる担当者と打ち合わせをする段階で，予備的に問題点を抽出し，研修当日にその問題を解決し得る知識や技能を提供することもあります。また，研修の当日に，研修参加者に尋ねて，その問題を抽出し，また共有しながら研修を進めることもあります。いずれにしても，ストレスマネジメントの対象が有する問題は，その対象が有するニーズであり，その問題を解決することにつながる情報を提供することは，対象のニーズに応える支援を実行することになります。

　問題をある程度抽出したら，実際にその問題（何らかのストレス）に対処する具体的方法を教示するとともに，体験することを促します。また，この体験を通して，対象者が，実際に「楽になるな」や「日常的に使えそうだな」などといった感想をもつことができれば，その方法は修得されやすいものとなります。したがって，研修時に体験を促す際，十分に時間をとって，その体験を味わうことができるような環境づくりも必要不可欠です。

　そして，研修の場で体験したことや得たことをまとめ，研修は一旦終わります。一旦というのは，この後，フォローアップをするため，研修が終わっても，完全に対象との関係が途切れるわけではなく，引き続き，支援を行います。たとえば，1週間，1か月，3か月，半年，1年などといったスパンで，研修で得た知識や技能を活かすことができているか，また，活かしているのであれば，どのような効果が出ているのか，などといったことを評価し，対象にフィード

バックすることで，知識や技能の定着と，日々の心身の健康維持増進や予防を目指します。しかしながら，現状，全てではありませんが，いくつかの研修をみると，研修後に長期的にフォローアップを実施することは難しいといわざるを得ません。

　ストレスマネジメントにかかわる研修は，心身の健康保持増進や予防に直結する有効な機会です。そして，研修は，その時に「何を学び」「何を体験するか」も重要ですが，それだけではなく，その後に「どのように使われていて」「どのような効果が出ているか」を確認することも必要不可欠です。

(2) 職場におけるストレスマネジメント─ラインケアとセルフケア

　職場におけるストレスマネジメントは，まさに労働者の支援です。労働者を支援する際，ラインケアとセルフケアという2系統があります。ラインケアは職場の上長から部下へ「ライン」でケアすることを指し，セルフケアは労働者自身が自らストレスマネジメントの方法を行使し，ストレス反応を低減させることや，ストレス状況下での過度のストレス反応の出現を予防することを指します。

　ラインケアを行う時，職場の上長（管理監督者）は，部下のいつもを知り，不調が生じた時の「いつもとの相違」を知る必要があります。また，もしもいつもと異なる部下の状態に気がついた時，適切な声掛けを行うことも求められます。これは，たとえばカウンセリングのような支援を行うことが求められるということではなく，職場の上司としての気配りや温かさをもったコミュニケーションが求められるということを指します。そして，こうしたコミュニケーションが成立するためには，日々の上司と部下の関係を十分に構築しておくことも必要不可欠です。また，より重篤な状態に瀕している場合は，職場の産業医や保健師，心理士などの産業保健スタッフへつなぐ（リファーする）ことも職場の上長の役割です。そこで，リファーされた部下は，産業保健スタッフを頼ることで，自分自身の評価が下がるのではないかなどといった不安をもつこともあり，職場として労働者支援のリソースをもつこと，そしてそれを利用することで業務上の評価が下がることがないことなどを周知徹底しておくことも重要です。

94　第7章　健康心理学とストレスマネジメント

　一方，セルフケアは，労働者が自分自身でケアを行うことを指します。より有効なケアを実行するためには，労働者が個々人にあったケアの方法を手に入れる必要があります。具体的には第6章で紹介したストレスコーピング法を駆使したセルフケアを行い，自ら心身の健康度を高めることが理想です。また，予防的観点から，研修などをベースに情報提供することもセルフケアを機能させる有効な手段といえます。

　ストレスマネジメントや心身のケアの実行が社会的な課題となっている昨今，職場という生活空間で，組織的にケアするとともに，労働者自身がより健康度が高まるようにケアを実行することも必要不可欠です。

第7章のまとめ

　第7章では，ストレスマネジメントの考え方や方法について紹介しました。ストレスマネジメントとは，ストレスコーピングとあわせて，ストレスの成り立ちやサポート源などを包括的に管理することを指します。そして，ストレスマネジメントを実行する時，対象となる個人や集団の認知的要因や環境（サポート源の有無など）を十分に精査することが必要不可欠です。また，ストレスマネジメントの実践として，研修をベースとした介入やラインケアシステムの整備などが挙げられます。そして，これらは，その環境におけるサポート源を充実させる試みともいえ，その環境に所属する人々が自由に活用できる形で用意することが大切です。ストレスマネジメントを実践する現場にマッチした方法を上手に選択することで，より有効なストレスマネジメントが実現できます。

Key Words

ソーシャルサポート，個人的要因，環境的要因，知識要因，ストレスマネジメント研修，フォローアップ，ラインケア，セルフケア

第8章
健康心理アセスメント

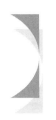

　アセスメントとは「査定」と呼ばれることもあり，心理学領域では非常にメジャーな用語です。具体的には心理検査を用い，ある人の心理的特性や状態を測定し，今，その人がどのような特徴をもつ人なのかを評価するといった一連の流れが査定です。したがって，心理検査＝心理査定あるいは心理アセスメントではなく，心理アセスメントの道具として用いられるものが心理検査と考えてください。本章では，心理アセスメントの概要を紹介し，心理アセスメントの内でも，特に健康心理アセスメントについて紹介します。

第1節　アセスメントと心理検査

　前述の通り，アセスメント（査定）とは，心理検査などの方法を用い，アセスメントをする対象者の特性や状態を評価し把握することを指します。また，アセスメントの結果を用い，今後の支援案を立案することもあり，心理的支援の実践において，心理アセスメントは非常に重要な役割を果たします。

　したがって，正確なアセスメントを行うためには，心理検査を適確に施行することは必要不可欠であるとともに，心理検査の結果のみならず，行動観察や面接時の雰囲気などから十分な情報を読み取った上で各種情報を統合して，アセスメントを行う必要があります。

　ここでは，心理検査の代表的な方法と他者から情報を得るための有効な手段をいくつか紹介します。これらの方法を十分に理解し実践することが，正しいアセスメントを行う第一歩です。

（1）心理検査法：質問紙法

　質問紙法は，心理検査の中でも良く使用される方法です。アンケートのようなもので，項目を読み，それに回答するといった形式のものです。質問紙の検査は，パーソナリティを測定するもの，症状や状態を測定するもの，行動の傾向を測定するものなど多種多様です。なお，状態と特性については Topics16 で確認して下さい。

　質問紙法で構成される心理検査のメリットのひとつは，簡便であるということです。大多数の対象者が存在している場合であっても，調査用紙を一度に配布し回収することで，短時間で検査を実施することが可能です。また，検査の種類にもよりますが，多くの場合，数分から数十分で回答することができるということもメリットです。さらに，たとえば「1．まったくない〜4．頻繁に」の中から最も当てはまる数値を選択するという形式から，数値データを入手することが可能です。そして，数値データが入手できることから，統計的に信頼性や妥当性（Topics3 参照）を検証することもでき，また，カットオフポイント（カットオフポイント以上の場合，○○障害のリスクが高いと判断する，などの基準）が設定されているなどといったメリットもあります。したがって，十分に科学的検証が行われた検査（統計的な検証を含めた一般化された検査）である場合，他の検査と比較しても，より妥当な結果が導き出せる可能性があります。

　一方，デメリットは，質問項目が文章で表現されているため，その内容を正しく理解できない場合は，結果の正確さが著しく低下してしまうということです。したがって，文章理解が未熟な子どもなどに対して質問紙法の心理検査を実施する際には，その内容を正しく理解できているか否か注意することが必要です。また，社会的望ましさが働くことにも注意を払う必要があります。社会的望ましさとは「本当はこうだけど，こう答えるとあまり良い印象をあたえないのではなかろうか」といったことから，本来の回答を歪めてしまうことを指します。たとえば，摂食障害に関する質問紙法の心理検査が実在します。この検査の内容では，「食事の後，吐くかどうか」や「月経の有無や周期の安定性はどうか」，「体重は何キロか」などを尋ねる項目が混在しています。そこで，仮にそれを男性のテスター（検査の実施者）に渡さなければならない場合，も

しかすると，社会的望ましさに近い心理が働き，回答を歪める可能性もあります。しかしながら，必ずしも異性だからといって社会的望ましさが働くとは限りません。そこにラポール（信頼関係）が築かれているのであれば，性差を超え，支援者と支援される者という関係が出来上がり，社会的望ましさの影響を極力抑えることもできます。さらに，カットオフポイントをはじめとした基準が明確であるが故，結果をすべて正しいものとして受け取ってしまいがちなことも質問紙法の心理検査ではデメリットといえます。

(2) 心理検査法：投影法

投影法とは，特定の意味をもたず多義的に理解できるような図版を提示して，反応を記録し，解釈するといった方法を用いる検査法です。投影法を実施することで，パーソナリティや症状などを知ることができます。投影法は，医療現場で用いられることの多い心理検査です。

投影法で構成される心理検査のメリットは，無意識の領域を知り得ることです。意味をもたず多義的な図版や，多様に解釈できる絵や文章に，自分自身の顕在的な想いのみならず潜在的に（無意識下に）閉じ込められている想いが投影されるということから，無意識の領域を知ることができるとされます。また，質問紙法では，文章で表現された項目を読みながら回答することから，何を測定するのか，その意図が伝わってしまうこともあります。たとえば，「ここのところ気分が落ち込んでいますか」などといった項目があれば，「うつの程度を測定しようとしている検査だな」と意図せずに伝わってしまうことがありますが，投影法の場合，検査の意図が伝わりにくいというメリットがあります。

一方，デメリットは，検査の実施に時間がかかるということです。何枚もの図版を提示し，それに回答を求めるといった形式の検査の場合，図版に反応してもらうことも，その回答を書きとめることも，とても時間がかかります。また，結果の解釈が客観的ではない可能性が生じるというのも，投影法のデメリットです。投影法の心理検査を評価・解釈する際，体系化された採点・評価方法があることは確かですが，テスターがその体系化された方法に準拠し，より正確に採点・評価を行うには十分なトレーニングが必要です。そして十分なトレーニングを受けていないまま，採点・評価を行うことで，結果の正確さが失

98 第8章 健康心理アセスメント

われてしまう可能性もあります。さらに、統計的なエビデンス（証拠）に乏しいという批判もあり、投影法に懐疑的な立場を取る人々も存在します。ただし、精神分析学（第3章参照）と同様に、長らくの間、廃れずに現在まで引き続き用いられている方法であることから考えても、簡単に「使えない」とはいうことのできない検査です。

(3) 心理検査法：作業検査法

　作業検査法とは、連続加算の問題など、作業を実施させることで、その人のパーソナリティや傾向（たとえば、注意集中の程度など）を測定する検査法です。

　作業検査法のメリットは、計算などを行う検査であるため、言語を用いないことが多いので、文章理解に乏しい場合や言語的表現が困難な場合に用いることができるということが挙げられます。また、膨大なデータベースを有しており、質問紙法と同様に基準が明確であり、判断がしやすいということもメリットとして挙げられます。

　一方、デメリットは、検査を受ける者に負担がかかるということや、検査に対するモティベーションが低い場合に、正確な検査結果を得ることができないことなどが挙げられます。たとえば、作業検査法の代表的検査である内田クレペリン精神作業検査は、合計で30分ほど連続加算を行います（詳しくは後述します）。身体的にも心理的にも負担がかかる場合があり、また、単調な作業のため、意欲の有無が検査結果に影響を与えます。

(4) その他の方法

　質問紙法・投影法・作業検査法は、心理検査を実施する際の代表的な方法ですが、そのいずれにも分類されない方法の心理検査も存在します。たとえば、知的能力を測定する心理検査（いわゆる知能検査）には、動作的な側面や言語的な側面を測定するために、たとえば、積木を組み立てるなどといった課題から成るものもあります。

　また、子どもの発達の度合いを調べる発達検査では、乳幼児の場合、自己記入式の検査や言語的な反応が求められる検査には回答できないため、他者からの観察による方法を用いるものもあります。ここでの他者とは養育者や保育者な

ど子どもにとって身近な他者のことを指します。

　以上，さまざまな種類の心理検査が存在しますが，それぞれの検査がもつメリットとデメリットを十分に理解した上で使用することが望まれます。また，心理検査は，人間のことを 100% 知り得るものではなく，その限界があることを念頭におき，参考となる情報として扱うことも必要不可欠です。

第2節　アセスメントと観察法

　ある人をアセスメントする時，心理検査結果のみならず，客観的に観察した結果として得ることができる情報を参考にアセスメントする必要があります。そして，客観的に観察する方法は観察法と呼ばれ，特に自然観察法，組織的観察法，実験的観察法の3種類に分類することができます。以下は，『心理学辞典』(2001) における3種類の観察法の説明です。いずれにせよ，観察する他者が存在する環境の条件などに応じて，適する観察法を選択しながら，有効な情報を得ることが観察法における目的です。

自然観察法
　通常，観察法といえばこれを指す。これは観察対象に何の制限もせずに行動のすべてを観察し，記述することをいう。日常的な家庭，育児・教育機関での子どもや養育者，教師の行動記録や臨床心理学で用いる面接場面の応答を言語化したときの記録，また，親などが記録した生育史などがこれに当たる。この場合，観察者は第三者的に事実の客観的記述をするのが望ましいが，観察者自身もその状況の一人であるがゆえに，事態が不自然に変化したり，観察者の主観等によって記録に偏りが生じたりしやすい短所がある。そこで，観察者そのものをあえて条件に入れて（観察する状況に参加して）観察する「参与観察」が採用されることもある。また，観察では得られた記録を数量化しにくいといった側面もある。しかし，系統だった観察や実験，調査の前段階として，観察対象を包括的に把握し，分析す

100　第8章　健康心理アセスメント

べき問題を探る予備的研究方法としては優れた方法と考えられている。

組織的観察法

　研究目的がある程度焦点が絞られていれば，どのような条件でどのような行動を観察対象とするかなどをあらかじめ決定し，観察後に数量化しやすい形でデータを収集することができる。データの採集の仕方としては，たとえば場面を特定して観察する場面見本法や，ある行動のみに注目して，その行動の生起する条件や，生起のプロセスなどを詳しく観察する行動見本法，一定時間ごとに目的としている行動が盛期するかどうかを観察する時間見本法などがある。

実験的観察法

　自然観察法も組織的観察法も，観察すべき行動や社会条項などがはたして生起するかどうか予測不能であるということや，あまりにもたくさんの要因によって構成された事態であるので，ある特定の行動の原因について検討するといった分析がなされにくいという状況がある。実験的観察法は，これらの欠点を補い，上記のような観察から得られた仮説を明確な条件の統制によって客観的に検証する際に用いられる。しかし，あまりにも人工的な操作は，実際とはかけ離れた行動の生起を促してしまう危険があるため，実験といえども，できるだけ現実の場面に近づけた状況を設置するよう配慮する必要がある。

第3節　アセスメントと面接法

　たとえば，1対1の面接場面で得ることのできる他者の情報は多様です。したがって，面接場面で，面接者は意味のある問いかけをしながら，情報を収集することが必要不可欠です。

　こうした中，面接場面において他者を知るための方法として，面接法，構造化面接法，半構造化面接法などがあります。

第 3 節　アセスメントと面接法　101

TOPICS 14　場面見本法・行動見本法・時間見本法

　観察法のひとつである組織的観察法を実践する上で，場面見本法や行動見本法，時間見本法などといった方法があります。場面見本法は，行動観察に分類される方法のひとつです。行動はある場面によって生じるか否かが決定することから，場面見本法では，観察の対象となる行動が生起しやすい環境において観察を行うといった手法が用いられます。たとえば，子どもたちの交流関係を知りたい時には，座学授業場面ではなく，休み時間などの場面にクローズアップした観察を行います。また，行動見本法は，観察対象となる行動をあらかじめ決定しておき，その行動が生起する回数や持続時間などを測定する方法です。たとえば，子どもの離席を対象に行動見本法を用いた観察を行うのであれば，ある環境（教室におけるある授業時間）で何回離席が生じるかなどを観察（測定）します。また，時間見本法では，ある限定された時間内で，ある行動がどの程度生起するかを観察（測定）します。1回の観察時間と観察頻度は，ターゲットとなる行動によって変化します。

（1）面接法

　面接法は，たとえば，カウンセリングや心理療法を施行する際に行われる臨床的面接や社会調査をはじめとした各種調査などで実施される調査的面接に大別されます。臨床的面接では，心身の不適応状態や病的な症状の改善を目指した治療的な面接が実施され，また，その心身の不適応状態や病的な症状に関連する事項のアセスメントが行われます。一方で，調査的面接では，調査内容に伴い決定された項目について面接場面で質問し，回答を得ることで，調査の目的を達成します。

　いずれの面接も，面接者は経験を積み，技量を上げることが求められます。面接法に係る知識や技能については，健康心理カウンセリング（第9章参照）に詳しくまとめてあります。また，一般的な面接は，以下で説明する構造化面接法や半構造化面接法と異なり，自由な流れの中で実施されることから，非構造化面接と呼ばれることもあります。

（2）半構造化面接と構造化面接法

　面接法は，臨床的面接でも調査的面接でも，面接者と被面接者は比較的自由な交流を経て問題解決や目的の達成を目指します。一方で，必要な情報を一定

102　第8章　健康心理アセスメント

TOPICS 15　観察とアセスメント

　他者のアセスメントを行う時，その他者の行動や印象を注意深く観察する必要があります。心理検査やその他のツールを使用した測定結果は，アセスメントの対象となる他者を知る時には欠かせない情報です。しかしながら，何らかの検査を行い，数値を手に入れた時，その数値が示す現状が何であるかなど，結果をうまく判断できないこともあります。こうした時には，その他者の検査時（あるいは継続的な面接をしているのであれば日々）の行動や印象が，判断の助けになることがあります。

　心理検査法で採集した客観的データは，時として，その人の全てを表しているものと錯覚してしまうことがあります。客観的データは，その人を理解するための断片的な情報であり，その他の情報と組み合わせて考えることで，より一層，その人の理解を促進することができます。

の基準で得るために，あらかじめ設定された質問項目にしたがって，決められた順序通りに行う面接法が構造化面接です。また，質問項目はあらかじめ設定されているものの，質問する順序などについては，面接時の自然な流れの中で自由に選択するという形式をとった面接法は半構造化面接です。

　構造化面接法は，1970年代以降，精神医学的な診断に用いられることが多くなりました。精神科領域における診断（精神科にかかわらずこころの問題を扱う診療科や臨床心理学領域も含む）が，治療者によって一致しないという問題を背景に，より確実な診断を行うことを目指した面接法が構造化面接法です。構造化面接法は，DSM（精神疾患の診断・統計マニュアル）をはじめとした精神疾患の診断基準の内容に準拠しているものや，タイプA行動パターンの特徴などから質問項目が作成されているものなど多様です。

　たとえば，タイプA行動パターンを判定する構造化面接として，Jenkins Activity Survey（Jenkins, Zyzanski, & Rosenman, 1979）などが有名です。

第4節　アセスメントの実際

　心理検査の施行や観察，面接などを通して，さまざまな情報を手に入れた後，それを組み立てて，ある対象者の評価を行います。その評価は，もちろん対象

第 4 節　アセスメントの実際　　103

者の本来の姿を照らし出していることが望ましいものの，一度の検査や観察，面接で完璧に評価をすることは至難の業といわざるを得ません。

　そこで，ある対象者をアセスメントする際，複数回にわたり，検査・観察・面接を行いながら，評価を継続して続けることが望まれる場合があります。この時，アセスメントをする側（支援者）は，「柔軟」に評価の結果を修正することが求められます。

　たとえば，面接の1回目では，身体的不調がAさんの課題であり，そのことをAさんも自覚し，支援者に伝えていたとします。もちろんこの段階では，Aさんの身体的不調は，アセスメントをするための有力な情報となり得ます。そして，数回面接を続けていると，身体的不調の背景にある心理的問題が浮上してくることがあります。たとえば，Aさんの課題である身体的不調をつくりあげているものとして，職場の人間関係の問題が潜在しているということがわかれば，Aさんの本質的な問題として，身体的不調のみならず，職場の人間関係の悪さも取り上げる必要が出てきます。そして，職場の人間関係の問題が，Aさんのストレッサーとなっているのであれば，そのストレスを測定し評価することも，アセスメントを行う上で必要不可欠な事項となります。

　以上のように，アセスメントを行う時，その都度提示される有力な情報を吸収し，対象者の状態が，なぜ，どのように組み立てられているのか，仮説的なストーリーを立てる必要があります。そして，特に心理検査を用いた評価を行う時，ベースラインを同定しておくことも必要不可欠です。

　ベースラインとは，「基準」だと考えてください。複数回の検査を実施する際，その過程でどのような変化が生じているのか，改善なのか悪化なのかを知るためには，その人の基準を設定しておく必要があります。具体的には初回の心理検査の数値をベースラインとして，その後，どのような変化が生じるのかを記録するなどといった作業をすることで，評価を行います。たとえば，健康状態の評価を実施する時は，図8-1のように，ベースラインを同定し各回の結果を記録し，視覚化（図示）するなどという作業を行います。

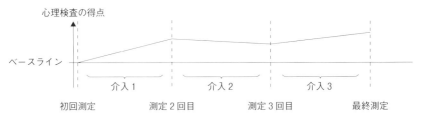

介入1の結果，心理検査の得点は上がり，介入2・3と続けることで，得点の上昇は維持されている。得点の上昇がたとえば回復を意味するのであれば，介入後に状態が良好になったものと判断できる。

図8-1　ベースラインとその変化

TOPICS 16　状態と特性

　心理的な側面を大きく分ける時，状態と特性という2種に分類することができます。状態とは短期間で変容する心理的側面を指します。たとえば，喜怒哀楽などといった感情面の変化や気分の変化などは，状態です。ストレスが負荷された時（嫌な経験をした時），心拍数が上がり，緊張が高まるなどといった現象が状態的変化といえます。一方で，長期間かけて形成され，短時間では容易に変容することがない心理的側面は，特性です。特性の代表的な例は，性格です。生まれてから今に至るまでの長い間，さまざまな経験を通してつくり上げられ，今ここで嫌な経験をしたとしても，性格は大きく変化することはありません。
　以上のように状態と特性という2つの特徴を有する心理的側面ですが，健康心理学研究を実施する際，状態的側面を扱うか特性的側面を扱うかについては注意深くなる必要があります。たとえば，健康増進に寄与する心理教育プログラムを開発し，実施し，その介入効果を測定する場合には，状態的な側面を測定する必要があります。一般的に短期的な介人で特性的な側面が変化することは望めず，こうした研究では，状態的な側面を扱うことが妥当です。

第5節　心理検査の種類

　第1節で紹介した通り，心理検査を実施する方法は，主として質問紙法・投影法・作業検査法・その他の方法に分けることができます。ここでは，特に健康心理学領域で用いることが多い具体的な質問紙法の検査を紹介します。こう

第5節 心理検査の種類　105

した検査をもって，人間の全てを知ることは難しいですが，その一端をとらえる有効な情報となり得ます。

(1) 性格（パーソナリティ）の測定

性格の測定を目的とした心理検査は多数存在します。こうした中で，MMPI（ミネソタ多面人格目録）やY-G性格検査（矢田部ギルフォード性格検査）は，性格（パーソナリティ）を測定し得る，信頼性・妥当性に富んだ有名な心理検査です。

行動の背景には性格が存在することから，健康心理学領域において健康行動に関するかかわりをもとうとする時，心理検査を用いて測定された性格の傾向をとらえることも大切です。

① MMPI（Minnesota Multiphasic Personality Inventory）

MMPI（ミネソタ多面人格目録）は，ハサウェイ（Hathaway, S. R.）とマッキンリー（Mckinley, J. C.）によって開発された性格検査で，妥当性尺度・臨床尺度・追加尺度から構成されています。15歳以上が対象となる，全550項目（追加尺度が除外された短縮版は383項目）2件法（「当てはまる」・「当てはまらない」）の検査です。妥当性尺度・臨床尺度・追加尺度の内，妥当性尺度では，回答の妥当性や受験態度などを判定することが可能です。また，臨床尺度は，第1尺度から第0尺度で構成され（表8-1），性格を判定します。追加尺度は，臨床上意義がある症状や特徴について測定できるとされています。

② Y-G性格検査

ギルフォード（Guilford, J. P.）らが考案したものをモデルとし，矢田部達郎らが作成した代表的な性格検査です。企業における採用試験や各種適性の検査などを行う際にも用いられることがある簡便かつ信頼性・妥当性に富んだ心理検査です。この検査には小学生用，中学生用，高校生用，成人用（大学，一般用）があり，対象者の発達年齢により対応する検査を選択することが求められます。成人用（大学・一般用）の検査は140項目3件法（「はい」・「どちらでもない」・「いいえ」）で，回答得点を集計した後，検査用紙に掲載されてい

表 8-1 MMPI の尺度構成（妥当性尺度・臨床尺度）（『MMPI マニュアル』に基づき筆者が作成）

妥当性尺度	?	疑問尺度	・「どちらでもない」の項目数が得点化見直しを求めても 30 個以上の場合，その後の解釈は中止。
	L	L 尺度	・故意に自分を好ましく見せる場合，得点は高くなる。 ・教育水準，知能，社会経済的地位，心理検査への慣れなどが関係する。 ・健常者で採点方向側に回答する人が 10% 未満となるような項目が集められている。
	F	F 尺度	・受検態度の指標となる。 ・妥当性を欠くプロフィールでない場合，重篤な精神病理を表す指標となる可能性がある。
	K	K 尺度	・受検態度における偏りを検出。 ・臨床尺度で診断上の弁別力を高めるため，得点修正に用いられる。
臨床尺度	第 1 尺度	Hs (hypochondriasis) 尺度	心気症
	第 2 尺度	D (depression) 尺度	抑うつ
	第 3 尺度	Hy (hysteria) 尺度	ヒステリー
	第 4 尺度	Pd (psychopathic deviate) 尺度	精神病質的偏倚
	第 5 尺度	Mf (masculinity femininity) 尺度	男子性・女子性
	第 6 尺度	Pa (paranoia) 尺度	パラノイア
	第 7 尺度	Pt (psychasthenia) 尺度	精神衰弱
	第 8 尺度	Sc (schizophrenia) 尺度	精神分裂性
	第 9 尺度	Ma (hypomania) 尺度	軽躁性
	第 0 尺度	Si (social introversion) 尺度	社会的内向性

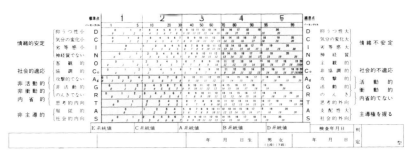

図 8-2 Y-G 性格検査

第 5 節　心理検査の種類　　107

表 8-2　Y-G 性格検査による性格パターン

A 型（average type）：平均型	全尺度得点が平均またはそれに近い
B 型（blast type or black list type）：右寄り型	情緒的側面の不安定さ，不適応タイプ
C 型（calm type）：左寄り型	情緒的には安定，社会適応も良好，ただし，消極的で内向的
D 型（director type）：右下がり型	情緒的安定，社会適応も良好，積極的
E 型（eccentric type）：左下がり型	情緒的側面の不安定さ，消極的で内向的

る表（図 8-2）にプロフィールを描きます。ここでは，D（抑うつ性）・C（回帰的傾向）・I（劣等感）・N（神経質）・O（客観性）・Co（協調性）・Ag（攻撃性）・G（一般的活動性）・R（呑気さ）・T（思考的外向）・A（支配性）・S（社会的外向）の傾向を評価することができるとともに，これらの各性格を総合的に検討することで，性格のパターンを知ることもできます（表 8-2）。

(2) ストレスの測定

　ある個人に負荷されるストレスの程度を測定することは，心身の健康維持増進や各種予防を目指す際にも必要不可欠です。特に健康心理学をはじめとした心理学領域では，心理学的ストレス理論（第 6 章参照）に基づき，どの程度ストレスに曝されているか（ストレッサー），どの程度ストレスに対処できているのか（コーピング），また，どの程度，ストレスに起因する問題が生じているのか（ストレス反応）などを測定する心理検査が数多く開発されています。

　こうした中，表 8-3 は労働省（現，厚生労働省）委託研究「作業関連疾患の予防に関する研究班」（ストレス測定研究グループ）が作成した『職業性ストレス簡易調査票』です。

　こうした心理検査を有効に用いることで，たとえば職場のストレスを最小限に抑え，また，有効な予防を展開できる可能性が広がります。また，特に職場のストレスを判定する際，中央労働災害防止協会の Web ページ（http://www.jisha.or.jp）などは貴重な情報源となります。

(3) 状態の測定

　状態を測定する心理検査として，不安を測定するものや落ち込みなどといった気分を測定するもの，また，物理的な環境ならびに心理的状態を包括的に測

108　第8章　健康心理アセスメント

表8-3　職業性ストレス簡易調査票　項目（「作業関連疾患の予防に関する研究班」作成）

A．あなたの仕事についてうかがいます。最もあてはまるものに○を付けてください。

1．非常にたくさんの仕事をしなければならない	そうだ	まあそうだ	ややちがう	ちがう
2．時間内に仕事が処理しきれない	そうだ	まあそうだ	ややちがう	ちがう
3．一生懸命働かなければならない	そうだ	まあそうだ	ややちがう	ちがう
4．かなり注意を集中する必要がある	そうだ	まあそうだ	ややちがう	ちがう
5．高度の知識や技術が必要な難しい仕事だ	そうだ	まあそうだ	ややちがう	ちがう
6．勤務時間中はいつも仕事のことを考えていなければならない	そうだ	まあそうだ	ややちがう	ちがう
7．体を大変よく使う仕事だ	そうだ	まあそうだ	ややちがう	ちがう
8．自分のペースで仕事ができる	そうだ	まあそうだ	ややちがう	ちがう
9．自分で仕事の順番・やり方を決めることができる	そうだ	まあそうだ	ややちがう	ちがう
10．職場の仕事の方針に自分の意見を反映できる	そうだ	まあそうだ	ややちがう	ちがう
11．自分の技能や知識を仕事で使うことが少ない	そうだ	まあそうだ	ややちがう	ちがう
12．私の部署内で意見の食い違いがある	そうだ	まあそうだ	ややちがう	ちがう
13．私の部署と他の部署とはうまが合わない	そうだ	まあそうだ	ややちがう	ちがう
14．私の職場の雰囲気は友好的である	そうだ	まあそうだ	ややちがう	ちがう
15．私の職場の作業環境（騒音，照明，温度，換気など）はよくない	そうだ	まあそうだ	ややちがう	ちがう
16．仕事の内容は自分にあっている	そうだ	まあそうだ	ややちがう	ちがう
17．働きがいのある仕事だ	そうだ	まあそうだ	ややちがう	ちがう

B．最近1か月間のあなたの状態についてうかがいます。最もあてはまるものに○を付けてください。

1．活気がわいてくる	ほとんどなかった	ときどきあった	しばしばあった	ほとんどいつもあった
2．元気がいっぱいだ	ほとんどなかった	ときどきあった	しばしばあった	ほとんどいつもあった
3．生き生きする	ほとんどなかった	ときどきあった	しばしばあった	ほとんどいつもあった
4．怒りを感じる	ほとんどなかった	ときどきあった	しばしばあった	ほとんどいつもあった
5．内心腹立たしい	ほとんどなかった	ときどきあった	しばしばあった	ほとんどいつもあった
6．イライラしている	ほとんどなかった	ときどきあった	しばしばあった	ほとんどいつもあった
7．ひどく疲れた	ほとんどなかった	ときどきあった	しばしばあった	ほとんどいつもあった
8．へとへとだ	ほとんどなかった	ときどきあった	しばしばあった	ほとんどいつもあった
9．だるい	ほとんどなかった	ときどきあった	しばしばあった	ほとんどいつもあった
10．気が張りつめている	ほとんどなかった	ときどきあった	しばしばあった	ほとんどいつもあった
11．不安だ	ほとんどなかった	ときどきあった	しばしばあった	ほとんどいつもあった
12．落着かない	ほとんどなかった	ときどきあった	しばしばあった	ほとんどいつもあった
13．ゆううつだ	ほとんどなかった	ときどきあった	しばしばあった	ほとんどいつもあった
14．何をするのも面倒だ	ほとんどなかった	ときどきあった	しばしばあった	ほとんどいつもあった
15．物事に集中できない	ほとんどなかった	ときどきあった	しばしばあった	ほとんどいつもあった
16．気分が晴れない	ほとんどなかった	ときどきあった	しばしばあった	ほとんどいつもあった
17．仕事が手につかない	ほとんどなかった	ときどきあった	しばしばあった	ほとんどいつもあった
18．悲しいと感じる	ほとんどなかった	ときどきあった	しばしばあった	ほとんどいつもあった
19．めまいがする	ほとんどなかった	ときどきあった	しばしばあった	ほとんどいつもあった

20.	体のふしぶしが痛む	ほとんどなかった	ときどきあった	しばしばあった	ほとんどいつもあった
21.	頭が重かったり頭痛がする	ほとんどなかった	ときどきあった	しばしばあった	ほとんどいつもあった
22.	首筋や肩がこる	ほとんどなかった	ときどきあった	しばしばあった	ほとんどいつもあった
23.	腰が痛い	ほとんどなかった	ときどきあった	しばしばあった	ほとんどいつもあった
24.	目が疲れる	ほとんどなかった	ときどきあった	しばしばあった	ほとんどいつもあった
25.	動悸や息切れがする	ほとんどなかった	ときどきあった	しばしばあった	ほとんどいつもあった
26.	胃腸の具合が悪い	ほとんどなかった	ときどきあった	しばしばあった	ほとんどいつもあった
27.	食欲がない	ほとんどなかった	ときどきあった	しばしばあった	ほとんどいつもあった
28.	便秘や下痢をする	ほとんどなかった	ときどきあった	しばしばあった	ほとんどいつもあった
29.	よく眠れない	ほとんどなかった	ときどきあった	しばしばあった	ほとんどいつもあった

C. あなたの周りの方々についてうかがいます。最もあてはまるものに○を付けてください。
次の人たちはどのくらい気軽に話ができますか？

1. 上司	非常に	かなり	多少	全くない
2. 職場の同僚	非常に	かなり	多少	全くない
3. 配偶者，家族，友人等	非常に	かなり	多少	全くない

あなたが困った時，次の人たちはどのくらい頼りになりますか？

4. 上司	非常に	かなり	多少	全くない
5. 職場の同僚	非常に	かなり	多少	全くない
6. 配偶者，家族，友人等	非常に	かなり	多少	全くない

あなたの個人的な問題を相談したら，次の人たちはどのくらいきいてくれますか？

7. 上司	非常に	かなり	多少	全くない
8. 職場の同僚	非常に	かなり	多少	全くない
9. 配偶者，家族，友人等	非常に	かなり	多少	全くない

D. 満足度について

1. 仕事に満足だ	満足	まあ満足	やや不満足	不満足
2. 家庭生活に満足だ	満足	まあ満足	やや不満足	不満足

定し，心身の健康度や生活の質（quality of life）などについて測定するもの，症状やその他の心理的状態を測定するものが多数存在します。ここでは，不安を測定する STAI，抑うつを測定する BDI および SDS，健康状態を測定する GHQ，生活の質を測定する QOL，心身の健康状態を測定できる CMI を紹介します。また，第9章で紹介する交流分析を実施する時にも用いられるエゴグラムを紹介します。

110 第8章 健康心理アセスメント

①不安を測定する

STAI（State-Trait Anxiety Inventory）

STAI は，ここ最近の不安（状態不安）と長期間に有する不安（特性不安：性格としての不安）を測定できる心理検査です。中学生以上を対象としたもので，状態不安 20 項目 4 件法（「しょっちゅう」「しばしば」「ときたま」「ほとんどない」），特性不安 20 項目 4 件法（「全くちがう」「いくらか」「まあそうだ」「その通りだ」）の合計 40 項目で構成されています。男性では状態不安が 42 点，特性不安が 44 点，女性では，状態不安が 42 点，特性不安が 45 点以上である場合に不安が高いものと判断されます。

②落ち込みを測定する

BDI（Beck Depression Inventory）

BDI は，最近 2，3 日における抑うつ気分を測定することができる，13 歳以上を対象とした心理検査です。21 項目 4 件法の検査で，全項目の合計点 17 点が健常とうつ病との境界であるとされています。ただし，17 点以上の場合にうつ病という診断が付けられるわけではなく，抑うつ気分が重いと判断します。

SDS（Self-rating Depression Scale）

SDS は，抑うつの状態像（主感情，生理的随伴症状，心理的随伴症状）を評価することができる，18 歳以上を対象とした心理検査です。20 項目 4 件法の検査で，全項目の合計点範囲は 20 点〜80 点で，うつ病患者の場合 60 点以上を示すことが明らかとされています。しかしながら，BDI 同様，60 点以上であるからといって，即うつ病という判断ができるわけではありません。

③健康・生活を測定する

GHQ（General Health Questionnaire）

全般的な健康状態（身体症状・不眠と不安・社会的活動障害・うつ状態）を測定することができる，12 歳以上を対象とした検査です。4 件法の検査で，GHQ60（60 項目バージョン）や GHQ28（28 項目バージョン）などが用意されています。

QOL (Quality of Life)

　QOLは，世界保健機構・精神保健と薬物乱用予防部により作成された検査で，身体機能や心理的側面，自立のレベルや社会的関係，生活環境や精神性などを測定できる検査で，包括的に個人の生活の質を測定する検査です。全世界の人々に共通して用いることができる検査で，QOL100（100項目バージョン）やQOL26（26項目バージョン）が存在します。

CMI (Cornel Medical Index)

　身体的症状と精神的症状の両者を測定することができる，14歳から成人を対象とした検査です。195項目2件法の検査であり，神経症判別図に得点をプロットすることで，心身の健康状態（Ⅰ領域：正常～Ⅳ領域：神経症者）を把握することができます。

④自我状態を測定する

TEG (Tokyo University ego gram)

　交流分析（第9章参照）における構造分析の際に用いられるエゴグラムの一種で，15歳以上が対象となる心理検査です。53項目3件法の検査であり，回答後，検査用紙に併記されているプロフィールを作成することで，CP（Critical Parent：厳格な父）・NP（Nurturing Parent：養育的な母）・A（Adult：大人）・FC（Free Child：自由な子ども）・AC（Adapted Child：適応的な子ども）という5つの自我状態を確認することができます（表8-4）。CP・NP・A・FC・ACはそれぞれ自我であり，人間であれば誰しもが有するものと想定されています。また，相対的にみて高い場合，その自我状態がその人の特徴として表れていると考えます。

表8-4　TEGで測定される自我状態

Critical Parent	厳格な父，自己の価値基準を譲らない
Nurturing Parent	養育的な母，共感的で他者の面倒を良く見る
Adult	大人，論理的，客観的で冷静
Free Child	自由な子ども，自己主張が上手，感情のコントロール困難
Adapted Child	適応的な子ども，自己を抑えて他者に合わせる

112　第8章　健康心理アセスメント

TOPICS 17　各種検査とテストバッテリー

　質問紙法や投影法，作業検査法などといった種類に分けられる心理検査あるいは健康状態や症状を測定する検査などは，場合によっては複数のものを実施し，結果を組み合わせて多面的に理解する必要があります。複数検査の組み合わせ，テストバッテリーと呼びます。テストバッテリーを組むことで，たとえば，性格面・行動面・認知面などといった検査対象者の基本的情報を得ることに加え，症状などといった問題を知ることで，その症状が何故成立しているのかなどを推測することができます。ただし，大量の検査を一度に実施することで，検査対象者に過度の負担をかけてしまうこともあります。したがって，テストバッテリーを組む際，その内容が，検査対象者に負担をかけるものではないか十分に注意する必要があります。

第8章のまとめ

　第8章では，心理アセスメントの概要を紹介し，心理アセスメントの内でも，特に健康心理学領域で行われるアセスメントについて紹介しました。アセスメントとは，たとえば，観察や聴取などで得ることができる情報や心理検査などといったツールを用いることで得ることができる情報を組合せることで，対象者の状態や特性を十分に理解し評価するといったプロセスです。したがって，アセスメントを行う際，上手にツール（心理検査）を使うことだけに集中するのではなく，アセスメントをする側とされる側との信頼関係（ラポール）を築き，表情や言動，雰囲気などから得ることができる情報を最大限入手することが求められます。

Key Words

半構造化面接，構造化面接法，ベースライン，MMPI，Y-G性格検査，STAI，BDI，SDS，GHQ，QOL，CMI，TEG

第9章
健康心理カウンセリング

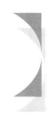

　心身の健康維持増進を支える時，健康心理学的な視点をもち，カウンセリングを実施することも必要不可欠です。カウンセリングというと，たとえば，「問題をきれいさっぱり解決してくれそう」「なんだかあやしい」などといったさまざまなイメージがもたれがちです。健康心理的視点をもった健康心理カウンセリングとはどのようなものなのかを考え，また，健康心理カウンセリングや一般的なカウンセリングに共通する技法について学びましょう。

第1節　健康心理カウンセリングの定義

　健康心理カウンセリングについて，「単なる一般のカウンセリング（相談・助言）そのものでもないし，心理療法そのものでもない。といってまったく別種の技法でもない。問題の種類や事情によっては一般のカウンセリングの技法が用いられることもあるし，心理療法が導入されることもある。特に一般のカウンセリングの技法や助言・指導の態度は，基底として健康カウンセリングと共通のものがある」（間宮，1997）とされています。
　このように，健康心理カウンセリングとは，心身の健康維持増進や予防，また治療を目的に実施される支援の総称といえ，幅広い援助活動を指すものといえます。また，健康心理カウンセリングについて，①クライエントが健康行動改善のためのプログラムを作成するのを援助や指導し，時に介入する，②カウンセリングの諸方法による援助。たとえば，来談者中心カウンセリングや意思決定のための相談，習慣行動の修正に関する相談などの行動カウンセリング，③肥満，痛みなどの身体的不調や神経症的変調などの健康問題に関する不安・苦悩に対する心理療法による解決などが健康心理カウンセリングの守備範囲と

114　第9章　健康心理カウンセリング

されています。

　以上から，健康心理カウンセリングは，心身の健康維持増進や予防を目的に
実施される助言や指導（教育的役割）や，心身の健康度が低下している際の治
療的介入（臨床心理学的な支援・治療）などを幅広く実践する活動といえます。

第2節　健康心理カウンセリングと臨床心理学的支援・治療

(1) カウンセリングとは

　カウンセリングというと，「こころの相談」などと理解されることが多いよ
うですが，単に相談を行っているわけではなく，その背景には，臨床心理学領
域で提唱されている理論が置かれています。そして，効果的なカウンセリング
（クライエントの問題解決に役立つカウンセリング）を実施する際には，その
背景にある理論を十分に理解した上で，カウンセリングの技法を使用すること
が求められます。

　こうした中，カウンセリングについて，國分（1979）は，「カウンセリング
とは，言語的および非言語的コミュニケーションを通して行動の変容を試みる
人間関係である」と定義し，楡木（2005）は，「クライエントが直面している，
または直面する可能性のある顕在的または潜在的な心の問題に対処するための
行動変容を心理的に支援する目的で行われるコミュニケーションである」と定
義しています。また，2004年9月6日に日本カウンセリング学会定義委員会
により報告された定義（表9-1）をみると，カウンセリングの対象やカウンセ
リングの目標は非常に幅広いことがわかります。

　以上をはじめとしたカウンセリングの定義を，山蔦・杉山（2011）は以下の
ようにまとめています。

　―カウンセラーとクライエントとの言語・非言語的コミュニケーションが存
　　在する
　―カウンセリングのプロセスで生じる言語・非言語的コミュニケーションは
　　カウンセラーの専門性に担保される
　―クライエントの心理・行動的問題の変容（改善，解決）を目的とする

第 2 節　健康心理カウンセリングと臨床心理学的支援・治療　115

表 9-1　カウンセリングの定義（日本カウンセリング学会定義委員会，2004）

カウンセリングとは，カウンセリング心理学等の科学に基づき，クライエント（来談者）が尊重され，意思と感情が自由で豊かに交流する人間関係を基盤として，クライエントが人間的に成長し，自律した人間として充実した社会生活を営むのを援助するとともに，生涯において遭遇する心理的，発達的，健康的，職業的，対人的，対組織的，対社会的問題の予防または解決を援助する。すなわちクライエントの個性や生き方を尊重し，クライエントが自己資源を活用して，自己理解，環境理解，意思決定および行動の自己コントロールなどの環境への適応と対処等の諸能力を向上させることを支援する専門的援助活動である。

また，豊かな社会生活は人の主体的生き方を保証する条件であり，人の福祉に貢献する条件でもある。つまりカウンセリングは社会的環境と密接に関係しており，カウンセラーは，調和のとれた人間関係，集団，組織および社会の維持や改善など，社会環境の整備に貢献する。

―クライエントの心理・行動的問題の変容のみならず，より健康的な成長を
　目的とする
―クライエントの自律や自立（セルフコントロール）が目的となる
―クライエント個人を対象とする中で，クライエントをとりまく環境（他者
　や社会）をも対象とする必要がある
―カウンセリングの背景には客観的（科学的）な理論や技法が存在する

　なお，クライエントとは，カウンセリングの対象者のことを指しますが，これらの定義をみると，カウンセリングとは，クライエントの問題解決を助け，また，クライエントがセルフコントロールできるよう支援し，その支援法は理論に支えられているとまとめることができます。

(2) カウンセリングと臨床心理学，心理療法

　カウンセリングとは前述の通り，クライエントを支援する方法を示す用語ですが，カウンセリングは，臨床心理学領域で検討される実践的な学問です。そして，臨床心理学は，人間の心理・行動的な問題の発生機序（心理的メカニズム）の解明やカウンセリングの実践と研究，心理療法をはじめとした治療法の開発と効果検討，また問題を呈することを予防するための方法の検討などが主たるテーマといえます。

　以上の通り，カウンセリングは臨床心理学に包括される概念と位置づけることができます。また，心理療法も臨床心理学領域に包括される概念と位置づけ

116 第9章 健康心理カウンセリング

ることができますが，カウンセリングとはどのような関係にあるのでしょう。

　カウンセリングは，心理・行動的問題の変容を試みることや，より健康的な成長を目的とする専門的な営み（人間関係）です。そして，カウンセリングの過程で用いられる体系的な治療法が心理療法です。したがって，カウンセリングも心理療法も臨床心理学領域に包括される概念と位置づけることができますが，カウンセリングのプロセスで用いられる専門的かつ体系化された方法が心理療法とまとめることができます。

　一方，臨床心理学やカウンセリング，心理療法と健康心理学との関係を考えてみましょう。健康心理学は，①健康を増進し維持すること，②疾病を予防すること，また，治療すること，③疾病の原因を研究すること，④ヘルスケアシステムと健康政策を改善することが目的となる学問領域です（第1章参照）。健康維持増進や疾病予防を目指す時，臨床心理学において解明されるような心理・行動的問題の発生機序を理解しておくことは大きな意味があります。また，疾病の原因を研究し，治療するという健康心理学の目標は，臨床心理学的な関与（カウンセリングの実施や心理療法の適用）を通して達成できる可能性が高まります。

　以上の通り，臨床心理学やカウンセリング，心理療法などといった学問や実践は，健康心理学の中で有効活用が可能なものと，その関係をまとめることができます。より心身の健康度が高い生活を送るためにも，人間の問題に関与することができる臨床心理学的な知識や技法を健康心理学の中で展開することも必要不可欠です。

（3）カウンセリングの理論と技法—来談者中心療法を中心に

　日本でカウンセリングといった時，それはロジャーズの来談者中心療法を指すことも多く，カウンセリング実践において来談者中心療法を念頭に置くことは欠かすことができません。来談者中心療法は心理療法のひとつに分類されるものですが，特に日本の場合，来談者中心療法で提唱された理論やそれに基づく技法などをカウンセリングの場面で使用し，クライエントの支援にあたることから，来談者中心療法そのものをカウンセリングと表現することがあります。したがって，厳密には，来談者中心療法は心理療法であり，（2）で紹介した定

義からいえば，カウンセリングの中で用いられる一技法ということになります。いずれにせよ，来談者中心療法の理論や技法が，われわれが行うカウンセリングや健康心理カウンセリングを支える大きな土台となり，この理論や技法を十分に理解することが求められます。

①カウンセリングと自己理論

来談者中心療法を踏まえたカウンセリングを実践する時，自己理論と呼ばれる考え方を十分に理解しておく必要があります。自己理論は，自己構造（自己イメージ）と現実的な体験との一致度を考え，一致度が高い場合（自己一致状態）である場合には，心理的安定状態であり適応的であると考えます。一方，一致度が低い場合には，心理的緊張状態にあり不適応的であると考えます（第3章参照）。

したがって，健康心理カウンセリングにおいても，クライエントの自己不一致状態を一致した状態へと促すことがひとつの目的となります。自己構造と現実的な体験が不一致状態である場合，どのような支援が考えられるでしょうか。ひとつは，「現実的な体験を重ねる過程で，自己構造へと近づく」といった支援が想定できます。これは，たとえば，現実的に奮闘することで，「こうありたい自分」や「こうなりたい自分」に近付く支援といえます。自己構造が幾分妥当であり，心理的な健康度が高く，まだ奮闘する元気がある場合，こうした叱咤激励するような教育的支援は現実的かもしれません。一方で，心理的健康度も低く，奮闘する元気も残されていない状態や，地に足がついていない理想的で誇大な自己構造を有している場合は，自己構造に関与する必要があるといえます。

第3章第3節で紹介した通り，自己構造をつくり上げる根底には，内的準拠枠をはじめとした「個人的な基準」が存在しています。この基準にアプローチし，現実的な体験にふさわしい自己構造を構築できる支援をすることも必要不可欠です。また，こうした支援を実施する時には，各人が有する基準の修正を目指す心理療法を適用することも望まれます。

②カウンセリングの技法

　カウンセリングを実施する時，用いるべき技法が存在します。たとえば，傾聴や共感などといった態度は，カウンセリングを実施する時の基本的な条件です。傾聴は耳を傾けて相手の話を聴くということですが，聞く（聞き流す）でもなく訊く（詰問する）でもなく，「聴く」必要があります。

　傾聴する時，他者と適切な距離を保つことが求められます。たとえば，対人距離が極端に近い場合，他者はそれをプレッシャーと感じることもあります。また，遠い場合には，「想いが届かない」といった印象をもってしまうことも考えられます。適切な距離感は個人差があります。傾聴する側の立場に立った時，傾聴される側が，どのような距離感を求めているのか，敏感に察知する必要があります。また，傾聴というと，実際に頭を傾けてウンウンと頷く練習をすることがありますが，頭を傾けてウンウンと頷くだけが傾聴ではありません。一生懸命聴こうとして，派手に頷くことで，対人距離が近いことと同様に，他者にプレッシャーを与えてしまうこともあります。傾聴のコツは，他者が「傾聴されている」と感じるような聴き方をすることです。そして，それは他者のパーソナリティや有する問題，健康状態などにより多様であるため，カウンセリングを実践する段階で，適宜「聴き方」を柔軟に変化させる必要があります。

　また，共感は「あたかも他者の立場であるかのように感じること」といえます。カウンセリング全般で，共感することの重要性は強調されますが，カウンセリングで求められる非常に難しい姿勢です。傾聴し，他者の主訴をとらえ，その人の立場に立ってみた時，「でも自分ならこうするけどな」と評価的に他者の問題をとらえてしまうことは共感とは異なります。

　共感とは，聴き手がもつ自分自身の価値基準や評価基準を使わずに，他者がもつ価値基準や評価基準を使って，他者が直面する現実を考えてみるということに近い概念です。したがって，聴き手は，自分の基準と他者の基準を混同させないよう，それぞれをきちんと整理しておくことが望まれます。こうしたことから，自己理解を促進することも，カウンセリングを担当する聴き手の重要な責務となります。

　カウンセリングの技法として，おうむ返しやオープン型質問やクローズ型質問などがあります。こうした技法は，カウンセリングの中でも用いられる技法

ですが，コーチングなど，カウンセリング以外のコミュニケーションの中でも重要視される概念です。

　オウム返しとは，他者が言語化する内容を返すプロセスです。返すといっても一語一句そのまま返すのではなく，別の言葉で内容を変えずに返します。たとえば，「○○で困っていて，△△のようなことがあったんです」という言葉に対して，聴き手は「△△という体験が，あなたの○○を生みだしているとお考えなのですね」などというように言い換えます。

　また，オープン型質問は，「はい」「いいえ」で回答することができない質問です。一方，クローズ型質問は，「はい」「いいえ」で回答ができる質問です。「あなたは健康行動をとっていますか」という質問は，クローズ型質問です。「あなたにとって健康行動とはどのような意味をもつものですか」という質問はオープン型質問です。緊張感が高い状態や自由な反応が求められないと予測できる場合，クローズ型質問を用いたコミュニケーションも必要ですが，一般的には，オープン型質問はコミュニケーションを豊かにするための方法とされています。

第3節　治療的介入と心理療法

　以上の通り，カウンセリングについて，その代表的理論と技法を紹介しました。また，カウンセリングを実施する中で，必要に応じて心理療法を適用する場合もあります。心理療法とひとことで言っても数々の方法があり，それぞれの方法には理論や特徴的な技法があります。健康心理カウンセリングを実施する上でも，数多くの心理療法を修得しておくことが望ましいですが，ここでは，特に有名かつ健康心理カウンセリングの領域で使用され得る心理療法を紹介します。それぞれの方法を十分に理解し，実践で適確に使用できるよう訓練が必要です。

(1) 論理情動行動療法 (Rational Emotive Behavior Therapy)

　論理情動行動療法は，Rational Emotive Behavior Therapy の頭文字をとり，REBT と略されることもあります。エリス（Ellis, A.）によって創始された心

理療法ですが,当初,論理療法と訳され,その後,論理情動行動療法と訳されました。また,理性感情行動療法や合理情動療法などと訳されることもあります。

REBTでは,心理療法を実施する対象者の「信念」を扱います。ここでの信念とは,非合理的信念(iB ; irrational belief)を指し,現実的に考えても妥当性に欠ける信念と考えてください。そして,このiBを合理的信念(rB ; rational belief)に修正することが目的となります。

また,REBTの中核には,ABCシェマと呼ばれる理論が存在します。A(activation event)は出来事,B(belief)は信念で,C(consequence)は結果とされ,出来事(A)に直面した場合,直接的に結果(C)が生じる訳ではなく,結果(C)は信念(B)を通して生じるものであるというのがABCシェマにおける考え方です。そして,信念(B)が合理的ではない場合(すなわち,iBである場合),不適応状態(問題のある結果(C))を持続することを想定しています。

そこで,iBをrBへと修正するために,論破・論駁(D : discriminant and dispute)を行います。ここでは,徹底的にiBを粉砕し,非合理的かつ妥当ではない信念(考え方)を修正します。また,日常生活で用いられる数々のiBを探し,それを論破・論駁(D)し,より合理的な信念を手に入れることを目指します。そして,iBからrBへと信念が修正された時,より良い結果(E ; effect)を手に入れることが可能となります(図9-1)。

REBTで支援の対象となるiBは,特に「〜すべきである」や「〜であるべきだ」,「〜してはいけない」や「〜は当然である」といった内容とされています。表9-2は,iBの具体的な例です。

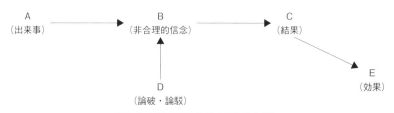

図9-1　REBTにおけるABCDEの流れ

第3節　治療的介入と心理療法　　121

表 9-2　非合理的信念の具体例

---

(1) 自分の所属する集団や地域において，自分が重要だと思うすべての人に愛され，認められることは絶対に必要だ。

(2) 自分を価値ある人間だと思うならば，可能なあらゆる点において，完全に有能で，十分に適性があり，何か素晴らしい業績を上げるべきである。

(3) 人間の不幸は外部の原因によってもたらされるものであり，本来人間には，自分の悲しみや困惑をコントロールする力は備わっていない。

(4) 個人の過去の歴史には，その人の現在の行動をすべて決定する重要な原因が含まれており，かつてその人の人生に強力に影響を与える出来事があると，必ず何か同じような結果がもたらされる。

(5) 人間の問題には，常に正しく，確実で完全な答えがあり，もしこの解答がみつけられなかったら，もう破滅だ。

(6) もしなにか危険なこと，あるいは恐ろしいことが現にあるか，ありそうな場合，人はそれについて関心をもつべきであり，それが起こる可能性を絶えず心に留め続けるべきである。

(7) 悪事を働き，不道徳で下劣な人間というのは確かにいるし，彼らはその悪行について厳しく批難され，罰せられるべきである。

(8) 物事がこうあって欲しいと強く望んでいることがうまくいかない場合，それは恐ろしいことだし，もう破滅だ。

(9) 人生の困難な問題や自分の責任は，受けて立つより，避けた方がはるかに良い。

(10) 人がひどい混乱状態に陥るのは，他の人々の問題のせいである。

國分（1999）を参考に筆者作成

REBT を用いた健康心理カウンセリング

　健康行動を持続させる必要がある対象者を目の前にした時，まずは，その他者がどのような考え方（これは，REBT では信念です）をもっているのかを十分に聴き・観察することで確かめる必要があります。そして，ある不健康な状態や健康行動に対して iB をもっているとするのであれば，それを支援者と協働して論破・論駁（D）する必要があります。ここで，論破・論駁（D）とは，「言い負かすこと」ではなく，十分な理解を求めるということに近いものと考えてください。

　たとえば，喫煙について，「タバコによる短命というデータは単に統計的なデータに過ぎない」や「職場の人間関係を維持するのにタバコは絶対に必要だ」などといった信念をもっている場合に，エビデンス（証拠）のある情報を提供するような心理教育的な関与をもって，iB を修正することも必要です。また，タバコという道具をつかわなくても，人間関係を維持することは十分にできることも実感をもって理解することも求められます。そして，その iB が多少な

り修正された時，日常生活で，rB を使用することで，それを日常的な自分の信念として採用する必要があります。

(2) 認知療法（Cognitive Therapy）

認知療法は，ベック（Beck, A. T.）により創始された心理療法で，「思考」をターゲットとする心理療法です。ベックは，うつ病患者を対象とした研究を通し，うつ病患者に特有な非論理的・破局的な思考があることを発見しました。そして，非論理的・破局的思考がパターン化し，うつ病の症状が引き起こされると考えました。この非論理的・破局的思考が好ましくない「思考」あるいは「考え方の癖」であり，これらを修正することが認知療法の目標です。

認知療法では，自動思考やスキーマといった特徴的な思考を扱います。自動思考とは，何らかの体験の後などに，突然フッと浮かび上がる考えのことです。このような，自分自身で意図しないでいても「自動的に」浮かぶ思考は自動思考と呼ばれます。

また，スキーマとは，誕生してから現在に至る発達段階で身につけられている，その個人の価値観や考え方，思い込みであり，主観的な価値基準といえます。スキーマは「認知の歪み」を生じさせることがあります。「認知の歪み」とは，「完璧でなくてはいけない」などの「白黒思考」や，「～すべきだ」などの「べき思考」，「絶対にだめだ」などの「悲観的思考」などです。

以上をまとめると，スキーマによって生じている認知の歪みが，自動思考を生むとまとめることができます（図9-2）。

たとえば，「自分は完璧に仕事をしなくてはならない」という認知をもっていたとします。確かに完璧に仕事をこなすことは望ましいですが，それに固執し，自分自身を苦しめてしまう時，その認知は適切ではないともいえます。こうした中，ある小さな仕事上の失敗をしてしまったとした時，実際の体験は「失

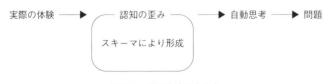

図9-2　認知療法の考え方

敗」です。そして，その「失敗」が，「自分は完璧に仕事をしなくてはならない」という認知に相反するものであることから，自動思考として自己否定的な感情が浮かび，それにとらわれてしまうことで，過度のストレスなどの問題が発生することも想定できます。

　認知療法を用いた支援を行う過程では，自動思考とスキーマに影響されている認知の歪みを修正していくことが目的となります。ここでは，①症状の定式化，②日常生活の記録や行動・思考のセルフモニタリング，③スキーマおよび認知の歪みの修正といった手順で介入します。

　まず，①症状の定式化では，問題とする状態の発生・維持要因を検討し，その問題の成り立ちについて仮説を立てます。ここでは，日常生活の中で，どのような具体的な問題が表出しているのか，また，その問題はどのように成立しているのかを確認するために，問題のリストを作成することもあります。

　つぎに，②日常生活の記録や行動・思考をセルフモニタリングする段階では，「活動スケジュール」（ワークシート）により，日常生活の記録を求め，自動思考がいつどこで生じているのかなどの記録を求めます。そして，自動思考を修正することも目標です。たとえば，ある体験に付随する自動思考が妥当なものでないと判断できる場合，その自動思考を停止する方法を用いることで，自動思考を修正します。

　また，③自動思考の修正が進む後期の段階では，自動思考の根底にあるスキーマやスキーマに影響される認知の歪みを修正することが目標となります。スキーマの修正では，スキーマを言語化することで，そのスキーマが妥当なものであるか否かを確認することや，スキーマの妥当性について，支援者から論理的な解説を受けることもあります。

　そして，最終段階では，現実の生活場面で，新たに手に入れたスキーマやより妥当な認知を使い自分自身のものにすることも課題となります。

認知療法を用いた健康心理カウンセリング

　認知療法は，支援者と支援の対象者か協働することが求められる心理療法です。したがって，支援者と支援の対象者との間に信頼関係（ラポール）が形成されていることが前提条件です。

たとえば，職場ストレスに悩む支援対象者を目の前にした時，その対象者が有する認知の形態はどのようなものなのかを把握する必要があります。具体的には，スキーマや認知の歪みといった個人の有する認知的側面を知るということですが，実現するには，十分な交流関係のもとラポールを築き，支援対象者が体験している日々の出来事，そしてその出来事の認知，また，そこでどのような自動思考が生じ，どのような問題につながっているかを整理する必要があります。ここで用いられるものが，さまざまなワークシートです。また宿題として，このワークシートに日常的に記録を求める場合もあります。

職場という環境で直面する具体的な出来事を，支援対象者がどのような認知をもって解釈し，その結果としてどのような想いが生じ，何に悩んでいるかを整理することで，その認知が妥当であるか否かを判断することができます。認知が妥当でない場合，より妥当な認知を探し出し，日常で使用してみるといった段階に入ります。

「職場の人間関係が良くなく，自分があまり受け入れられている気がしない」などといった状況では，「自分は全員に受け入れられるべきだ」という認知をもっている可能性があります。これは妥当かというと，もちろん多くの人に受け入れられることが望ましいですが，難しいことでもあります。たとえば，職場の30名全員に受け入れられていなくても，自分と関係が深い十数名にはしっかり受け入れられているなどといった現実がある場合もあります。そして，現実的な対人関係をみると，その十数人に受け入れられているといった現実だけで十分に環境適応できる（ストレス反応が生じなくて済む）可能性もあります。

(3) 行動療法（Behavioral Therapy）

行動療法は，1950年代以降，異常行動を修正する介入法として広がりました。学習理論や行動理論（第3章参照）を基盤とした不適応行動の改善を目的とした不適応行動の修正に関わる治療技法が体系化されたものが行動療法です。

行動療法は，スキナー（Skinner, B. F.）によりはじめて使用された用語であるとされ，また，アイゼンク（Eysenck, H. J.）の著書である『行動療法と神経症』により広く一般に普及したとされています。そして，ウォルピ（Wolpe, J.）によって「学習の原理やパラダイムを適用し，不適応的な習慣を克服する

第3節　治療的介入と心理療法　125

TOPICS 18　思考の中断法

　ある思考に集中することが，われわれの問題を大きくしてしまうことがあります。たとえば，苦しい状況にあるとき，その苦しさを発見し，注目することで，その苦しさをより強く感じてしまうことがあります。これは，ある事象に対して思考が継続されることで生じる現象と考えることができます。

　したがって，たとえば，苦しさから逃れるためには，思考することを中断することが求められます。そして，思考を中断することは難しく，その思考にとらわれない必要があります。そこで利用できるものが STOP カードです。STOP カードとは名刺大のカードに STOP と記載したカードであり，思考を中断させたい時に，そのカードを見つめることで，「思考にとらわれている状態」から脱することができます。

　また，たとえば，夜眠ることができない時，「寝よう」と考えるとより覚醒してしまうことがあります。これも，「寝よう」「寝なくてはいけない」といった思考に注目しとらわれてしまうことで生じる現象と考えることができます。こうした時，難しい書籍などを読むと，スッと眠りにつくことができます。難しい本は STOP カードと同様に，ある思考から脱するひとつの有効な手段です。

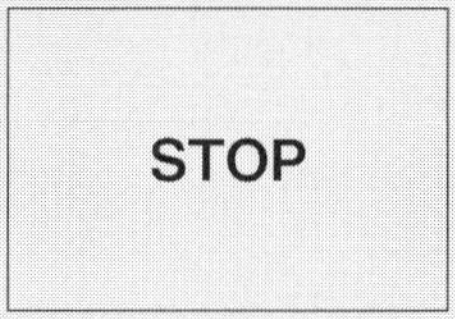

```
┌─────────────────────┐
│                     │
│       STOP          │
│                     │
└─────────────────────┘
```

図 9-3　STOP カードの例

こと」と定義づけられていますが，創始者をひとりに限定することは難しいとされています。

　行動療法では，学習理論や行動理論に基づき，「人間の行動がどのように学習されているのか」や「不適応的な行動を消去するためにはどのような方法があるのか」「より適応的な行動を学習させるためにはどのような方法があるのか」などを検討し，学習のメカニズムを明確化した上で，行動を変容させることに奏功する各種技法を駆使し，不適応行動から適応行動へと行動の変容を促すことが目的です。

　行動療法で使用される技法は多種多様ですが，ここでは体系化されたいくつかの技法を紹介します。

126　第9章　健康心理カウンセリング

①シェイピング法とトークンエコノミー法

　シェイピング法では，ある適応的な行動を形成することを目的とします。具体的には，形成させたい適応的な行動（大目標）へつながるいくつかの行動（小目標）を設定し，小目標から段階的に成功体験を収めることで，最終的に大目標を達成させるといった方法です。小目標の段階的な成功体験を報酬（強化子）として，大目標である適応的な行動を形成するといった流れです。

　一方，トークンエコノミー法のトークンとはもともとはコインを指すものです。トークンエコノミー法で用いるトークンはコインに限らず，物理的な報酬（たとえば，子どもであれば，シールなど）を想像してください。ある適応的な行動が出現した際，トークンを与え，その行動を定着させるなどといった方法がトークンエコノミー法です。

　シェイピング法を用いる過程で，トークンエコノミー法を用いるのであれば，小目標を達成するプロセスでトークンを用いて強化することになります。

②系統的脱感作法

　系統的脱感作法の脱感作とは，ある体験に拮抗する（反対の反応が生じる）体験をするという意味合いです。たとえば，筋緊張の状態では，リラクセーション状態をもたらす筋弛緩訓練を実施することなどは，脱感作の代表例といえます。そして，系統的とは，段階的に順序立ててという意味合いです。したがって，段階的に順序立ててある体験と拮抗する体験を促すといった方法が系統的脱感作法といえます。具体的には，たとえば，恐怖や不安が喚起される場面（筋緊張状態）で，恐怖や不安を細分化し（ここでは不安階層表を作成するなどといった方法も用いられます），弱いものから対処（リラクセーション法を施行）し，それを繰り返すことで，最大の恐怖や不安に対処することを目指す方法です。恐怖や不安に段階的に対処できたという実感を強化子として，恐怖や不安で阻害されていた行動を出現させることを目指します。そして，ここでは系統的に体験するために，不安階層表（Topics19 参照）を用いることも効果的です。

③フラッディング／エクスポージャー

　フラッディングは不安な状態に直接曝す方法を指します。系統的脱感作では，

TOPICS 19　不安階層表

　不安が喚起される場面で，適応的な行動が阻害されている場合，その不安に対処し，適応的な行動が出現するように工夫する必要があります。たとえば，高所恐怖症で飛行機に乗れない，ただし，飛行機に乗らないと商談ができないなどといった状況では，高所が怖い・不安に対処して飛行機に乗れるようになることが必要不可欠です。

　こうした中，飛行機に乗るという最も高い不安に対処しようとしてもうまくいかない場合も多く，高い所に対する不安を細分化し，点数化することで，関与しやすい不安を探すことも求められます。ここで使用されるものが不安階層表です（表9-3）。

表9-3　不安階層表の例

段階	状況	SUD（subjective unit of disturbance：不安の得点）
1	入浴中	0点
2	2階のベランダに立つ	10点
3	2階のベランダから乗り出す	18点
⋮	⋮	⋮
⋮	⋮	⋮
13	東京タワーから地上を見る	85点
14	飛行機が動き出す	98点
15	飛行機に乗り飛び立つ	100点

　不安階層表を作成する手順は，①不安が全く生じない場面を想定する（たとえば，入浴中など）。②高所にまつわる不安を挙げられるだけ挙げる，③不安の強度順に，数々の不安を並べる，④並べた不安を0点〜100点の範囲で得点化するといったものです。

　得点化をする時，たとえば，5点刻み，10点刻みなど等感覚である必要はなく，主観的に得点化して構いません。したがって，0点の次が3点，3点の次が10点でも構いません。また，不安をできる限り挙げた後，その不安を1枚ずつのカードにして並べる作業を行うので，なるべく文章ではなく，キーワードで不安を表現すると良いでしょう。

不安な体験に拮抗する状態（リラクセーション法など）を体験しますが，フラッディングでは，拮抗する状態を体験せず，不快な状態に直接曝します。

　一方，エクスポージャー（暴露法）は，恐怖反応が生じなくなるまで，不適

応反応を喚起する刺激に長時間身を曝す治療法です。したがって，たとえば，高所恐怖の場合には恐怖が喚起しなくなるまで，高所にずっと留まることがエクスポージャーの例です。エクスポージャーは，フラッディングとほぼ同義です。

　また，段階的に刺激に曝すことを段階的エクスポージャーと呼び，段階的エクスポージャーを実施する過程で，不安に拮抗する状態を体験する場合は，系統的脱感作です。

④行動療法と健康心理カウンセリング

　たとえば，肥満の問題は健康心理カウンセリングでも対象となる問題です。そして，体重をコントロールするために食事制限を実施し，運動療法を用いて，正常体重へと近づけるような支援が行われます。こうした中，食事量や運動量，また体重など客観的な指標を記録し，グラフ化するなどといったことで，食事制限や運動療法が持続され，結果として体重減少が期待できます。

　以上は，自分自身の行動に伴う客観的指標の変化（体重の減少）を強化子とすることで，行動が形成され維持されているプロセスと考えることができます。食事量をコントロールしていることや運動の頻度，消費エネルギー量を確保しているという実感とそれに伴い，実際に体重が減っているという現象が，その人の報酬となり，モティベーションを高めている結果といえるでしょう。

　こうした介入を実践する際，出始めが難しいともいえます。食事療法や運動療法を導入する際，初期のモティベーションを高めることも健康心理カウンセリングの役割といえます。

（4）認知行動療法（Cognitive Behavioral Therapy）

　認知行動療法は，2010 年に保険点数化されました（認知療法・認知行動療法に習熟した医師が一連の計画を作成し，その計画にしたがって，30 分以上の治療を実施した場合（入院患者を除く），1 日につき 420 点を請求できるとされています）。認知行動療法は REBT や認知療法など認知面に関与する技法と，行動療法のように行動面に関与する技法のパッケージです。Cognitive Behavioral Therapy の頭文字を取って，CBT と称されることもあります。

認知行動療法という用語は，マイケンバウム（Meichenbaum, D.）の著書で初出といわれており，各種技法のパッケージであることから，その創始者を特定することは難しいとされています。

認知行動療法を施行する時，はじめに，支援対象者の問題を構造化（整理）しながら，関与する問題を明確化します。そして，その問題がどのような背景があって成立しているのか，仮説を立て，その仮説に則った治療技法（認知的あるいは行動的技法）を選択します。具体的には，環境（対人関係などの問題）・行動（振る舞いや態度などの問題）・認知（考え方などの問題）・情緒（感情面の問題）・身体（身体的症状）・動機づけ（興味・関心などがあるか否か）などといった問題を構造化することで，問題を明確化し，その成り立ちを考え，たとえば，認知や情緒の問題であれば，REBT で想定されている iB を修正するようなかかわりを用います。

認知行動療法と健康心理カウンセリング

認知行動療法では，他の方法と同様に，支援者と支援の対象者との信頼関係を構築することが求められます。また，特に，治療の終了後に日常生活で，支援の対象者がセルフコントロールすることが目標となることからも，支援の対象者が自らできる方法を修得することを意識したかかわりも必要不可欠です。

たとえば，禁煙行動を支援する際，支援の対象者が「タバコなんてやめても何も変わらないよ」といった認知をもっているとしましょう。認知的側面へかかわるのであれば，「何も変わらない」という誤った認知を修正することが目標となるかもしれません。また，行動的側面へとかかわるのであれば，実際に禁煙行動を持続してもらい，自身に生じる身体的変化を主観的に感じとってもらい，客観的に測定する（たとえば，血圧や体温の変化など）ことが目標となるかもしれません。

認知的側面あるいは行動的側面への対処可能性は，支援をする対象者の個人差にも依存します。したがって，その対象者にとってどのような方法が最もフィットしやすいかを考えた上で，さまざまな方法を適用することが求められます。

130　第9章　健康心理カウンセリング

TOPICS 20　ストレス免疫訓練

　ストレス免疫訓練の創始者はマイケンバウムです。マイケンバウムは，人間に免疫機能（たとえば，異物が身体に侵入した場合，それに対抗する生得的な機能）が備わっていることと同様に，ストレスして対抗する力があらかじめ備わっていると考え，ストレス免疫訓練を開発しました。

　ストレス免疫訓練では，前もって弱めのストレスに対処する経験をすることで，より強いストレスにも対処できる可能性が高くなるといったことが基本的な考え方です。訓練は，①ストレスの発生機序を平易な言葉で表現，②クライエントが直面するストレス発生場面をクライエントにイメージさせ，そこでの思考や感情を述べさせ，身体的な反応と心理的な反応との関連性をカウンセラーが説明する，③クライエントに，ストレスが強固な大きなかたまりではなく，細分化して対処可能であることを説明する，といった3段階から構成されています。

　第1段階での教育を活かし，第2段階ではストレスに対処する資源を手に入れ，ストレス状況下における生理的覚醒を鎮静化させる経験をします。第3段階では，これまで手に入れたストレス対処法を日常場面で実行します。これらの段階を通し，ストレスは対処できることを理解し，実際のストレスに対処する経験を積み重ねることで，ストレス耐性を高めることを目指します。

（5）交流分析（Transactional Analysis）

　交流分析は，バーン（Berne, E.）により開発された心理療法で，心身症をはじめとした不調に対する治療法として用いられるだけではなく，メンタルヘルスの維持増進，自己理解の促進などを目的に，企業や学校教育，矯正教育の場面で導入されることも多くあります。

　交流分析では，エゴグラム（第8章参照）を用い，対人関係で用いる自我を測定することや，対人関係で生じているストローク（外界・他者との接触を求める欲求）を分析すること，対人関係の難しさを引き起こす自分自身の考え方（脚本）を分析することなどが目的となります。

　以下は，交流分析で行われる代表的な方法です。

①自我状態の分析

　自我状態の分析では，構造分析と機能分析を行います。構造分析では，エゴグラムを用いて自我状態をとらえます。自我状態は，P（Parent）・A（Adult）・

第3節　治療的介入と心理療法　　131

表9-4　交流パターン

相補的交流	補い合う最も好ましい関係。たとえば，PとP，AとA，CとC，PとA，PとC，AとCの各関係であり，親同士や大人同士，子ども同士の安定した関係，親と子ども，大人と子ども，親と大人の安定した関係。
交差的交流	他方のメッセージに対して応答しない交流。他者のPが自分のCに訴えかけているのに，他者のPへと応答できないなど。たとえば，子どもが「パパ疲れてそうだね」と子どもなりのPを使い，父親のCへ語りかけているにもかかわらず，「子どもがそんな心配をすることはない」などと，父親のAを用いて子どもへ応答するような交流。
裏面的交流	言語的な表現と内心が一致していない交流。他者のPが自分のCに訴えかけている状態で，表向きは自分のCで応えているものの内心自分自身のPやAが発動しているなど。たとえば，子どもが「パパ疲れてそうだね」と語りかけている時，「そうなんだよ疲れているんだよ」と，父親のCを用いて子どもへ応答しているものの，父親はPやAを発動し，内心で「何か欲しいものでもあってそういっているのかな」と勘繰るような関係。
交差的裏面交流	最も良くない交流パターン。他者のPが自分のCに訴えかけている状態で，他者は内心Cを発動させ，また，表向きは自分のCで応えているものの自分も内心PやAを発動させているなど。たとえば，子どもが「パパ疲れてそうだね」と語りかけている時，「そうなんだよ疲れているんだよ」と，父親のCを用いて子どもへ応答しているものの，子どもはCを発動させ内心では「ここで気を遣っておけば欲しいものを買ってもらえるかもしれない」と期待し，父親はPやAを発動させ「その手には乗らないぞ」と思っているような関係。

C（Child）に分類され，日常生活の中で，どの自我を良く用いて対人関係を築くのかなどを検討します。また，機能分析では，P・A・Cについて，PはCPとNP，CはFCとACに細分化して自我状態をとらえます。

②交流パターン分析

交流パターン分析では，対人関係のパターンを分析します。このパターンは，表9-4の通り4種類存在し，好ましくない交流は，好ましい交流へと変化させる必要があります。

③時間の構造化とゲーム分析

他者からストロークを得るため，自身の生活（時間）を構造化します。これは時間の構造化と呼ばれ，自閉，儀式，活動，雑談，ゲーム，親密の6種が想定されています。なお，ストロークとは，他者との相互関係性の中で与え合うプラスのメッセージと考えてください。ストロークを受け，与えることで，対

132 第9章 健康心理カウンセリング

TOPICS 21　I am OK. You are OK.

　他者との関係を築く時，自分自身や他者に対する構えがその関係に大きく影響を与えることがあります。こうした構えは基本的構えと呼ばれ，4つに分類されます（図9-3）。

I am OK. You are OK. （自己肯定・他者肯定）	I am not OK. You are OK. （自己否定・他者肯定）
I am OK. You are not OK. （自己肯定・他者否定）	I am not OK. You are not OK. （自己否定・他者否定）

図9-3　基本的構えの4種

　I am OK. You are OK.（自己肯定・他者肯定）は，自他ともに肯定的に認めている状態で，自分が主張するように，他者にも主張があることを認め，相互に豊かな交流が生じている状態です。

　I am not OK. You are OK.（自己否定・他者肯定）は，自身を抑え何も主張せず，他者の主張を受け入れる状態です。ここで，自分を抑えることで，他者から「何も意見がない人」と認識されることもあります。

　I am OK. You are not OK.（自己肯定・他者否定）は，他者の主張は認めず，自分を優先する状態です。他者を認めず，自分を通すので，独善的・独裁的な印象を与えることがあります。

　I am not OK. You are not OK.（自己否定・他者否定）は，自他ともに認めない，絶望の状況です。

　以上の基本的構えと，以下で紹介する脚本（人生でしたがうべきシナリオ）とは密接に関係しています。I am OK. You are OK. の構えを手に入れるためには，自分自身の脚本（シナリオ）を修正する必要もあります。

人関係の円滑化やメンタルヘルスの向上が望めます。

　自閉は，外界との接触を避けるタイプを指します。また，儀式は，他者の役割期待に沿った交流関係を保つタイプです。儀式には，役割を果たすことで他者との関係を円滑化する（ストロークを得ることができる）という利点があります。活動は，仕事や家庭，地域における活動を通して他者との関係を保つタイプです。活動は，他者との交流関係を築くことが目的ではなく，活動することそのものが目的となることから，交流関係を築くことができない可能性もあります。また，雑談は，生産性のない交流とされています。雑談をすることで

円滑な人間関係を築く手がかりを得ることもできますが，雑談ばかりでも，深い関係の構築は難しいといわざるを得ません。こうした中，ゲームは最も避けるべき交流といわれます。ゲームは交差的裏面交流を用いた交流で，他者との関係の中，互いに言動と内心が異なるような交流関係です。そして，親密は，自分の主張も他者の主張もうまくやりとりしながら交流している状態です。I am OK. You are OK. が親密です。

④脚本分析

脚本分析では人生の脚本（シナリオ）を取り上げます。人生の脚本とは，自分自身を左右する「物語」にも似たもので，潜在的にもっている人生のプランです。脚本は，文化脚本・下位文化脚本・家族脚本・個人脚本に分けられます。

文化脚本は，「人間とは何か」「男性の役割とは」などといった非常に幅が広く上位に位置づけられる脚本です。また，下位文化脚本は，「日本人として」や「会社員として」などという脚本です。そして，家族脚本は，「長男として」など，下位文化脚本より限定的な脚本です。個人脚本は「自分はこうあるべきだ」や「自分はこうでなくてはならない」などといった個人的な脚本です。

脚本分析では，以上のような脚本の内容を観察します。これらの脚本は，しつけや教育により作り上げられます。交流分析では，「今，ここで」，その脚本を書き換え，より円滑な交流パターンを実現することが目標です。

第9章のまとめ

第9章では，健康心理的視点をもった健康心理カウンセリングとはどのようなものなのかを考え，また，カウンセリングの理念や方法，健康心理学領域で用いられることがあるいくつかの心理療法を紹介しました。心身の健康を支援する上で，カウンセリングの技法や心理療法など体系化された方法は，非常に役に立つものです。そして，こうした方法を適切に用いる前提として，カウンセリングや心理療法に関する基本的な知識や理論を十分に理解しておくことも必要不可欠です。支援対象者の健康行動を持続させることや，不調から回復することを目指した支援を行う際，健康心理学や臨床心理学の専門性を活かした

134 第9章 健康心理カウンセリング

支援を実践することが求められます。

Key Words

健康心理カウンセリング，臨床心理学，心理療法，来談者中心療法，自己理論，傾聴，対人距離，おうむ返し，オープン型質問，クローズ型質問，論理情動行動療法，認知療法，行動療法，認知行動療法，交流分析

第 10 章

健康心理学と臨床的問題

　心身の健康を考える上で，身体的・心理的な不適応について正確に理解する必要があります。特に目で見ることができない心理的健康度の低下は注意深く観察し評価する必要があります。こうした中，特に病的な心理的不適応は，精神疾患として理解する必要があります。精神疾患については，たとえば，DSM-5（Diagnostic and Statistical Manual of Mental Disorders. 5th ed.）（APA, 2013）やICD-10（International Statistical Classification of Diseases and Related Health Problems 10th Revision）（WHO, 1990）と呼ばれる診断基準に，それぞれ疾患の特徴がまとめられ，これらの診断基準は，対象の状態を理解するための有効な情報です。

　本章では，診断基準の考え方を紹介するとともに，健康心理学領域においても出会うだろう精神疾患について紹介します。それぞれの特徴を把握することは，支援対象者の理解にもつながります。

第 1 節　精神疾患と診断基準

　精神疾患の特徴をとらえ，特に臨床の現場で患者（あるいはクライエント）と呼ばれる病を抱えた人々を理解する際，こうした人々が有する特徴を診断基準と照らし合わせ理解することがあります。診断基準とは，身体的疾患や精神疾患などのように，臨床上，治療の対象となる「病気」を判断する際に用いられる基準です。特に精神疾患の場合，DSM-5 や ICD-10 が広く用いられています。

　診断基準を用いることで，不明瞭な心理・行動的問題や不適応状態を整理し，より的確にとらえることができるようになり，医療（精神科や心療内科）や心

TOPICS 22　外因性・内因性・心因性

　心身の問題が生じる原因を，外因性・内因性・心因性に分けてとらえることがあります。外因性とは，脳や他の臓器が悪く，それが原因で精神疾患に類似するような状態が発現することを指します。たとえば，交通事故などで高次脳機能障害の状態にある時，妄想や幻覚などといった症状が現れることなどは，外因性の例です。また，内因性とは，心身の問題が生じる原因が個人の内的側面であると考えられるものの，それが明確ではなく，外因性でもない状態です。そして，心因性は，心身症（Topics10 参照）のように原因が明らかに心理的側面であると考えられるものを指します。

理臨床場面における治療，あるいは健康心理カウンセリングを実践する場合にも有用な情報を入手できる可能性があります。

　一方で，診断基準を用いる時に，支援対象者の呈する特徴が診断基準の特徴と合致したからといって，即座に○○障害と考えてしまうことは避ける必要があります。診断基準に合致した場合であっても，過去や現在の状態，予後などを予測した上で慎重に判断することが求められます。また，医師により，仮に○○障害という診断がつけられたとしても，その診断名で支援対象者をラベリングすることも避けなくてはいけません。

　診断がつけられることで，病的な特徴に翻弄されてしまい，支援対象者を観るのではなく，病気を観てしまうことがあります。特に精神疾患の場合，医療と綿密に連携しながら，正確な情報を収集し，心理　行動的問題を有する支援対象者の回復を促すよう工夫することが大切です。なお，診断は医師のみがつけることができます。ただし，診断をつけることをしないにしても，あらゆる支援を行う際，その支援対象者を見立てること（情報を集めアセスメントし病気や問題の成り立ちを考え，支援計画を立てる一連のプロセス）が必要不可欠です。適確に見立てる上でも，診断基準にある精神疾患の特徴を知ることも支援者の役割といえます。

　心理的な健康・不健康を考える上で，診断基準はとても便利な道具ですが，その位置づけや使い方を十分に理解しておく必要があります。

第 2 節　異常と正常

　他者を支援することを志す際，何をもって「異常（あるいは正常）」と判断しているのか，一度は十分に考えておく必要があります。たとえば，一般的に，妄想や幻覚を覚えることなく生活することが「正常」なことだとすれば，妄想や幻覚を覚えることは，一般的に起こり得る体験ではないことからも「異常」と判断されるでしょう。また，小学校の教室で授業が行われている中，あるひとりの子どもが離席し，立ち歩いてしまうことは，その他多数の児童が着席して授業を受けていることからも，異常と判断されるでしょう。しかしながら，こうした異常性は，本当に異常なのでしょうか。

　もちろん「一般的に」「大多数が」同一の行動や状態を呈している中で，異なる行動や状態を呈している場合は（かつ，常識の範囲外である場合には），「異常」と判断されることが多々あります。一方で，その立場や環境の相違によって異常か正常かの判断が異なる可能性が考えられます。たとえば，大多数の人が妄想や幻覚を覚えるということが一般的であれば，それは正常といえるかもしれません。また，自由に歩き回るスタイルの授業であれば，離席や立ち歩きは何ら問題がない，むしろ推奨される良い行動と判断されます。

　以上は極端な例かもしれませんが，「異常」か「正常」かは，多数決の原理と環境の要因に依存し判断される可能性がある曖昧なものともいえます。そして，支援者が，「異常」と「正常」を十分に考える機会をもつことは，「あの人は○○障害だから異常」といった極度のラベリングを避けるひとつの手段といえます。精神疾患の診断基準に記載されている特徴は特異的であり特殊なものであり，一般常識的にも医学・心理学的にも「異常」と判断することができます。一方で，こうした「異常」と感じることも，大多数はそういう特徴をもっていないからこそ「異常」と判断されているのかもしれないと考えてみることで，苦しみを抱え支援を求める人々のとらえ方も多少変わるのではないでしょうか。

138 第 10 章 健康心理学と臨床的問題

第 3 節 代表的な精神疾患

　各種臨床場面において支援活動を行う時，さまざまな精神疾患に出会うことがあります。精神疾患であるかどうかは，臨床的経験により評価・判断されることもありますが，前述した DSM-5 や ICD-10 を代表とする診断基準において評価されることも多く，精神疾患を正しく理解し，適確な支援を行うためにも，各精神疾患の特徴（診断基準に明示されている各精神疾患の特徴）を熟知しておく必要があります。そして，精神疾患の特徴を熟知することは，臨床的支援を実践する際に有力な情報を提供します。

　ここでは，健康心理学領域においても出会うであろう精神疾患の代表的なものとして，統合失調症，うつ病，不安にまつわる障害，心的外傷およびストレスにまつわる障害，食行動にまつわる障害，不眠にまつわる障害，アルコールなどへの依存の問題の主要な特徴を紹介します。

(1) 統合失調症（Schizophrenia）

　かつては精神分裂病と呼ばれていましたが，日本精神神経学会の提言を受け 2002 年から統合失調症と病名が改められました。人口の 0.7〜0.9% の有病率とされ，男性では 15 歳〜23 歳程度，女性では 25 歳〜35 歳程度で発症するとされています。

　統合失調症は，幻覚や妄想，幻聴などを主要な症状とし，DSM-5 では「統合失調症スペクトラム障害および他の精神病性障害群」という診断カテゴリーに分類されます。ただし，統合失調症以外でも，幻覚や妄想が体験する精神疾患も存在し，主要な症状から即座に統合失調症と判断はできません。統合失調症であるか否かの判断をする際には，生育歴や生活歴，職業（その経歴），過去の状態などといった，対象者のバックグラウンドを詳しく知り，どのような期間にどのような頻度で，統合失調症特有の症状が出現するかを精査する必要があります。また，統合失調症の主要症状とされる幻覚や妄想は，一定に体験されるものではなく，ばらつきがあるとされています。

　DSM-5 によると，統合失調症の特徴である「妄想」「幻覚」「まとまりのな

第3節 代表的な精神疾患 139

表 10-1 緊張病性の行動

昏迷：周囲との活動的な交流がなく，精神運動性の活動がない状態
カタレプシー（蠟屈症）：受動的にとらされた姿勢をそのまま保持する
無言：言語反応がない，またはごくわずかしかない
拒絶症：指示や外的刺激に対して拒絶反応をする，または反応をしない
姿勢保持：重力に抗して姿勢を自発的・能動的に維持する
わざとらしさ：普通の所作を奇妙，迂遠に演じる
常同症：反復的で異常な頻度の，目標指向のない運動
反響言語：他人の言葉の真似をする
反響動作：他人の動作の真似をする

い発語」「ひどくまとまりのない，または緊張病性の行動」「陰性症状」の内，
2つ以上が1か月の間ほとんどいつも存在することが診断時のポイントとして
挙げられています。また，こうした特徴は少なくとも6か月間持続されている
こともポイントとされており，短期的な兆候だけで判断できるものではなく長
期的な兆候についても注目する必要があります。

　なお，まとまりのない会話は，ことばのサラダ（サラダのように細かい具材
が入り混じっている様子）などとも形容され，頻繁な脱線や滅裂が特徴な会話
の形態を指します。また，緊張病性の行動とは，激しく目的をもたない運動や，
身体の硬直（カタレプシー）などが特徴として挙げられる行動を指します。具
体的には表 10-1 のような行動が挙げられます。そして，陰性症状とは陽性症
状（妄想や幻覚などが頻発している状態）と対極にある状態を指し，感情の平
板化や意欲の欠如が特徴です。

　統合失調症の発症から回復までのプロセスは，前駆期・急性期・消耗期・残
遺期（回復期）に分けることができます。前駆期は，発症後，少しずつ症状が
現れる時期，急性期は陽性症状が現れる時期，消耗期は陰性症状が現れる時期，
残遺期（回復期）は，症状が残存しながら回復へと向かう時期です。そして，
回復のプロセスでは，投薬治療とあわせ，カウンセリングやソーシャルスキル
トレーニング（Social Skill Training：SST）などを用いた心理的側面に対する
十分な支援と社会復帰へ向けた十分な支援が必要不可欠です。

　統合失調症は，代表的ともいえる精神疾患であり，歴史的にも数多くの研究
や治療が行われていますが，明確な原因はわかっていません。脳内神経伝達物
質であるドーパミンの伝達異常で生じることや統合失調症の素因をもつ者がス

トレスに曝されることにより発症すること（こうした考え方は，ストレス脆弱性モデルと呼ばれます）などが指摘されています。したがって，抗精神病薬（メジャートランキライザー）の投与をはじめとした医学的な治療とあわせて心理学的な支援を行うことも必要不可欠です。

　統合失調症の主要症状について，周囲に理解を求めることは容易ではなく，時には奇異なものとして認識されることもあります。そして，治療を継続することで，症状をコントロールしながら社会生活を送ることができる可能性は十分にあり，医療現場や福祉現場においても，統合失調症患者の社会復帰支援が行われています。しかしながら，社会復帰後の受け皿が少ないことも今日的な課題です。

(2) う つ 病

　現代社会において，うつ病やうつ病に類似する状態は社会的問題にもなっており，健康心理学の立場からみても，その予防や支援を行うことは急務となっています。DSM-5 では，「うつ病／大うつ病性障害」(Major Depressive Disorder) というカテゴリーに分類されており，その代表的症状は「落ち込み」です。また，DSM-5 では，数々の特徴の内，「抑うつ気分」と「興味関心や喜びの喪失」を含む5つ以上の症状が2週間以上存在し，病前の機能から変化を起こしていることが診断のポイントとされています。したがって，うつ病を罹患した際に感じられる落ち込みは，普段の生活の中で感じられる短期的なものとは異なり，比較的長期にわたり体験されるものといえます。また，精神運動性の焦燥または制止も特徴です。精神運動性の焦燥とは，焦りや不安が生じること，また，精神運動性の制止とは，今までにできていたこと（仕事や趣味など）ができなくなることを指します。今までできていた仕事が思うように行かないことで焦りを感じることなどは，精神運動性の制止が，焦燥感を引き起こす例です。一般的にはうつ病は「落ち込み」が主要な特徴として扱われますが，今までできていたことができなくなる焦りに付随した怒りなどを呈する場合もあります。

　そして，うつ病の予防や治療が強調される理由として，自死（自殺）の問題が挙げられます。実際に自殺をすることがなくても，自殺を思い描き計画する

こともあり，これは自殺企図と呼ばれ，診断基準にも明記される特徴です。具体的な道具などを用意することで自殺する具体的な準備をしていない場合であっても，自殺を企てる（計画する）場合には自殺企図に該当します。くわえて，うつ病罹患者の中には，妄想を呈することがあります。うつ病で生じる妄想は，統合失調症や妄想性障害（統合失調症の基準は満たさず，1か月の間1つ以上の妄想が存在している状態）で生じる妄想とは異なります。

　うつ病の治療は，脳内神経伝達物質であるセロトニンの伝達異常がうつ病発症の一要因であることから，選択的セロトニン再取り込み阻害薬（Selective Serotonin Reuptake Inhibitors；SSRI）が効果的であるとされますが，各種ストレスがうつ病発症のトリガーとなることから，カウンセリングやストレスマネジメント法の修得などを並行して実施することも必要不可欠です。なお，抑うつ状態やうつ病の程度を測定する心理検査として BDI や SDS が活用されることもあります（第8章参照）。

　近年，うつ病の診断を受ける者の数は増加しています。また，うつ病について，診断基準でまとめられる診断名の他，○○うつ病などという呼び名も増え，その概念は多様化しているともいえます。落ち込みを主症状とし，自殺の危険があることから，早期の発見と支援が必要不可欠であり，その予防も精力的に行う必要があります。ただし，落ち込んでいることだけをクローズアップしてうつ病と判断することには慎重になる必要があります。

　原因は未だ解明されてはいませんが，上述の通り，脳内神経伝達物質の伝達異常やストレスが発症因となる可能性を考慮すると，心身両面からの治療が必要不可欠といえます。

（3）不安にまつわる障害

　不安にまつわる障害は，その不安から社会生活が脅かされる可能性もあり，軽視することができない精神疾患です。DSM-5 において，不安にまつわる障害は「不安症群／不安障害群」というカテゴリーでまとめられています。また，このカテゴリーには，「社交不安症／社交不安障害（社交恐怖）」「パニック症／パニック障害」「広場恐怖症」「全般不安症／全般性不安障害」などが含まれます。

①社交不安症／社会不安障害（社交恐怖）（Social Anxiety Disorder（Social Phobia））

　社交不安症／社会不安障害（社交恐怖）は，他者の注目を浴びる可能性のある社交場面でひどい恐怖を感じることなどが主要な特徴です。たとえば，こうした特徴を有している場合，他者から評価を受けるような場面に直面することで恐怖が喚起され，場合によってはその場にとどまることができないこともあります。実際に，社交不安症／社会不安障害（社交恐怖）が問題により，他者の前でプレゼンテーションができずに職業生活が阻害されてしまうなどといった例もあります。

　社交不安症／社会不安障害（社交恐怖）は，社会的場面あるいは社交場面で，不安や恐怖が喚起されることにより，その場面にとどまることができずに逃避することや，不安や恐怖が喚起しないように事前にその場面を回避することなどが特徴です。社会生活を送る上で，社会的場面や社交場面は避けることが難しく，効果的な治療が望まれます。

　誰もが感じる「気になるな」という気がかりとは異なり，社会生活が阻害される程の過剰な不安を抱える場合にこの診断がつけられます。

②パニック症／パニック障害（Panic Disorder）

　パニック症／パニック障害は，予期しないパニック発作を体験することが特徴です。パニック発作とは，数分の間に激しい恐怖や強烈な不快感がピークに達し，動悸，心悸亢進，心拍数の増加，発汗，身震いや震え，息切れ感や息苦しさ，窒息感，胸痛や胸部の不快感，嘔気や腹部の不快感，めまい感，ふらつく感じ，頭が軽くなる感じ，または気の遠くなる感じ，寒気または熱感，感覚麻痺やうずき感などの異常感覚，現実感喪失または離人感（自分自身から離脱している感覚），自己コントロールできなくなってしまうことに対する恐怖や死ぬことに対する恐怖をもち，パニック状態に陥ることを指します。なお，DSM－5では，上述したパニック発作の特徴の内，発作が生じている時間内に4つ以上が生じた場合，パニック症／パニック障害と判断します。

③広場恐怖症（Agoraphobia）

広場恐怖症は，ある限定された特定の場所において，恐怖や不安を感じ，パニック発作あるいはパニック発作に類似する状態に陥るものです。ある限定された特定の場所とは，「公共交通機関（自動車，バス，列車，船，航空機など）」「広い場所（たとえば，駐車場，市場，橋など）」「囲まれた場所にいること（たとえば，店，劇場，映画館など）」「列に並ぶまたは群衆の中」「家の外に1人でいる」を指します。また，恐怖や不安が喚起される，あるいは恐怖や不安が喚起される環境（場所）を回避することが6か月以上継続することがポイントです。

なお，DSM-5では，パニック症と広場恐怖症の診断基準の両者が満たされている場合（パニック症と広場恐怖症の症状が併存している場合），両者の診断をつけることが推奨されています。

④全般性不安症／全般性不安障害（Generalized Anxiety Disorder）

全般性不安症／全般性不安障害は，仕事や学業などの日常的な多数の出来事や活動に対する過剰な不安と心配（予期憂慮）が起こる日のほうが起こらない日より多い状態が，少なくとも6か月にわたることが特徴です。予期憂慮とは，予期される心配や不安を指し，過去の不安が喚起される経験を通して，「もう一度再体験するのではないか」という予期であり，予期憂慮により，これから実行する必要がある行動が抑制されることもあります。

日常的な出来事に対する過剰な不安と心配は，その状態に陥っている本人が，自分自身でコントロールすることが難しいと認識していることも特徴です。そして，日常的な出来事に対する過剰な不安と心配に伴い，「落ち着きのなさや緊張感，神経の高ぶり」「疲労しやすいこと」「集中困難」や「易怒性」「筋肉の緊張」や「睡眠障害」など6つの症状の内，3つ以上が生じていることが診断のポイントです。

以上，不安症群／不安障害群では，ここで紹介した①～④のように，いくつかの下位分類が存在しますが，恐怖や不安が喚起されることで，望ましい行動が制限されるということが共通する特徴です。また，実際に体験した恐怖や不

144　第 10 章　健康心理学と臨床的問題

安から，予期憂慮がうまれ，先々の行動が制限されることも不安にまつわる障害の特徴です。そして，こうした症状には，抗不安薬（マイナートランキライザー）の投与と認知的側面の修正を試みる心理療法である，認知療法や認知行動療法の適用が効果的であるとされています。

(4) 心的外傷およびストレスにまつわる障害

　ある強烈な心的外傷体験（たとえば，災害や戦闘などショックの大きな出来事）の後，フラッシュバック（たとえば，その強烈な体験を想起し，再体験することで，心身のコントロールが不能になってしまう状態など）が生じることが主な特徴となる障害に，心的外傷後ストレス障害があります。英語表記では，Posttraumatic Stress Disorder の頭文字をとって PTSD と略記されるものです。

　PTSD は，DSM-5 では，「心的外傷およびストレス因関連障害群」に分類されます。また，このカテゴリーには，PTSD 以外に，急性ストレス障害（Acute Stress Disorder），適応障害（Adjustment Disorder）が分類されており，いずれも，心的外傷，またはストレスとなるような強度の強い出来事への暴露が原因となり生じている障害です。これらの問題を抱える人々は，不安または恐怖に基づき各種症状が出現するというよりも，フラッシュバックに伴う解離症状，快感消失や不機嫌症状，怒りと攻撃的症状などが示されることが特徴です。

①心的外傷後ストレス障害と急性ストレス障害

　PTSD について，DSM-5 では，「心的外傷体験を直接体験すること」や「他人に起こった出来事を目撃すること」「近親者や友人が体験した心的外傷体験を耳にすること」「心的外傷体験に繰り返し曝されること」のいずれかひとつを通して，反復的で不随意的な苦痛を感じる（苦痛な夢を見る）状態に陥っていることや，心的外傷体験が再び起こっているように感じる（フラッシュバック）状態に陥っていることなどが特徴として挙げられています。また，反復的で不随意的な苦痛やフラッシュバックの状態は，心的外傷体験に曝されてから 1 か月以上継続して生じている場合に PTSD と判断します。なお，6 歳以下の子どもの場合，6 歳を超える場合の診断基準と内容が異なることにも注意が必要です。そして，PTSD の特徴と類似しますが，心的外傷体験に曝されて 3 日

第3節　代表的な精神疾患　145

～1か月未満の場合は，急性ストレス障害と判断されます。急性ストレス障害についても，PTSD と同様に子どもの場合，大人の特徴と異なる場合があるので，注意が必要です。

　大規模な災害に直面し，数々の悲惨な心的外傷体験に暴露された人々で，時間をおいて，PTSD 様の症状に苦しむ場合もあり，中長期的な支援が求められます。PTSD の治療について，認知行動療法や EMDR（Eye Movement Desensitization and Reprocessing：眼球運動による脱感作と再処理法）の効果が認められています。

②適応障害

　適応障害では，ストレスが負荷されることに伴い，心身の症状や行動的問題が生じるといった特徴が挙げられます。また，DSM-5 では，「ストレス因に不釣り合いな程度や強度をもつ著しい苦痛」と表現されており，他者から見ると原因（ストレス）と結果（心身の症状や行動的問題）とのつながりが理解できないこともあります。さらに「社会的，職業的，または他の重要な領域における機能の重大な障害」と表現されていることから，日常生活もままならない状態に陥ることもあります。加えて，「ストレス関連障害は他の精神疾患の基準を満たしていないし，すでに存在している精神疾患の単なる悪化でもない」と表現されることから，ストレスが原因のひとつであるものの，他のストレス関連疾患の特徴とは合致しないというのも適応障害の特徴です。

（6）食行動にまつわる障害

　極端なダイエット行動，拒食症や過食症と呼ばれる食行動にまつわる問題は，若年女性を中心に蔓延し，その予防や治療も社会的課題になっています。食行動にまつわる問題は，DSM-5 では「食行動障害および摂食障害群」とされています。そして，「食行動障害および摂食障害群」には，「神経性やせ症／神経性無食欲症」と「神経性過食症／神経性大食症」などといった障害がまとめられています。

　神経性やせ症／神経性無食欲症は一般的には拒食症，神経性過食症／神経性大食症は一般には過食症などと呼ばれます。拒食症や過食症の一般的特徴とし

146   第10章　健康心理学と臨床的問題

表 10-2　低体重の基準

軽度	BMI	$\geq 17.0 kg/m^2$
中等度	BMI	$16 \sim 16.99 kg/m^2$
重度	BMI	$15 \sim 15.99 kg/m^2$
最重度	BMI	$< 15 kg/m^2$

て，食事の後の自己誘発性嘔吐や過度の食事制限などの行動や痩せ願望や肥満恐怖などが挙げられています。一方で，このカテゴリーには，肥満（過剰な体脂肪）は含まれません。肥満はエネルギーの消費と比較して，過剰なエネルギー摂取により生じるもので，遺伝的，生理的，行動的，そして環境要因が密接に関連するため，精神疾患とはみなされません。

①神経性やせ症／神経性無食欲症（Anorexia Nervosa）

神経性やせ症／神経性無食欲症では，期待される最低体重を下回ることが特徴のひとつであり，低体重であるにもかかわらず，体重増加を拒み，また，体重が増加することに過度の恐怖を感じることなどが特徴として挙げられます。また，期待される最低体重は，BMI（Body Mass Index）で確認することができます。そして，低体重は表 10-2 のとおり判断しますが，特に BMI が $18.5 kg/m^2$ 未満の場合，低体重と判断されます。

また，神経性やせ症／神経性無食欲症は，摂食制限型（過去 3 か月の間，過食または排出行動の反復的なエピソードがなく，主にダイエットや断食などの制限）と過食・排出型（過去 3 か月の間，過食または排出行動の反復的なエピソードがある）に分けられます。

②神経性過食症／神経性大食症（Bulimia Nervosa）

神経性過食症／神経性大食症のカテゴリーには，過食と嘔吐，下剤乱用といった行動，自己身体像の不満足感などが特徴としてまとめられています。過食や嘔吐などといった特徴を見ると，神経性やせ症／神経性無食欲症の過食・排出型と同一概念であるかのように見えますが，両者は，期待される体重を満たしているか否かで判断し，満たしている場合は，神経性過食症／神経性大食症と判断されます。また，神経性過食症／神経性大食症は，重症度を表 10-3 の基

第 3 節　代表的な精神疾患　　147

表 10-3　神経性過食症／神経性大食症の重症度判断基準

軽度	不適切な代償行動のエピソードが週に平均して 1〜3 回
中等度	不適切な代償行動のエピソードが週に平均して 4〜7 回
重度	不適切な代償行動のエピソードが週に平均して 8〜13 回
最重度	不適切な代償行動のエピソードが週に平均して 14 回以上

準で判断します。

　食行動に関する問題は，その発現・維持要因が多数指摘されており，各種要因が複雑に絡まりあい出現している問題であると理解されています。自己身体像の認識のみならず，自分自身の多種多様な課題が食行動という行動面の問題に投影されていると理解することもできます。

(7) 睡眠にまつわる障害

　十分な睡眠時間を確保するとともに，睡眠の質を高めることは，QOL を高めることにつながります。一方で，睡眠にまつわる障害を抱える人々も少なくなく，心身の健康維持増進や各種疾患の予防を考える時にも，睡眠にまつわる障害の存在は軽視することができません。DSM-5 では，睡眠にまつわる障害は，「睡眠–覚醒障害群」とされています。ここでは，たとえば，眠ることができない「不眠障害」や寝すぎてしまう「過眠障害」，コントロールすることができない眠気を伴う「ナルコレプシー」などがまとめられています。

①不眠障害 (Insomnia Disorder)

　不眠障害では，「寝ることができない」といった特徴がまとめられています。その内，呼吸関連睡眠障害は，睡眠中に上気道（喉頭）の閉塞を繰り返し，無呼吸や呼吸量の低下などが生じることが原因となる睡眠障害です。また，概日リズム睡眠–覚醒障害は，何らかの理由で，体内のリズムが狂い，社会的あるいは職業的に求められる時間に（たとえ眠気があったとしても）入眠することができず，日中の活動に支障が生じる睡眠障害を指します。睡眠時随伴症は，レム睡眠と覚醒，ノンレム睡眠と覚醒を繰り返すことで安定した睡眠を確保できないといった睡眠障害です。なお，悪夢による覚醒やレム睡眠行動障害（睡眠中に発声や複雑な運動行動が生じる），レストレスレッグス症候群（不快な

148 第 10 章 健康心理学と臨床的問題

下肢の感覚に伴い，脚を動かしたい強い欲求を有する）なども睡眠時随伴症に含まれます。レム睡眠とノンレム睡眠については第 4 章を参照してください。

　必要とされる睡眠時間を確保するとともに，質の高い睡眠を確保することは，各種健康の維持増進に寄与する重要な事項です。こうした中で，「眠ることができない」や「起きてしまう」といった日常的な体験は，睡眠障害と判断される治療を要する病的な状態である可能性もあります。

(8) アルコールなどへの依存の問題

　アルコールや薬物，タバコへの依存は，心身の健康度を低下させる要因であり，早急な支援が求められる重大な問題です。DSM-5 では，こうした依存を「物質関連障害および嗜癖性障害群」とし，アルコールやカフェイン，大麻や幻覚薬，タバコなど，物質の摂取による障害をまとめています。各物質を乱用することで，摂取をコントロールすることが難しくなることや，社会的・日常的に不適応に陥ることなどの特徴があります。

①アルコール使用障害（Alcohol Use Disorder）

　アルコール使用障害は，アルコールを摂取する欲求をコントロールできないこと，またアルコールを摂取することで，社会的にも日常的にも問題が生じることなどが特徴となるものです。また，アルコール離脱は，大量かつ長期的に摂取していたアルコールの使用を中止（または減量）した後に，数時間〜数日以内に離脱症状（自律神経系過活動（例：発汗または 100／分以上の脈拍数）や手指の震えの増加，不眠，嘔気または嘔吐，不安などの症状）が生じることが基本的特徴です。

　アルコールに依存する状態は，単にアルコールに依存しているのではなく，家庭環境や職場環境などの複雑さや，そこで生じる自己否定的感情などが背景にあることがあります。したがって，アルコール依存から回復するためには，家族の理解や社会の理解に基づく環境調整や充分な心理的支援も必要不可欠です。

②アルコール中毒（Alcohol Intoxication）

　アルコール中毒は，アルコールを摂取することで言動に影響がでることや認知能力の低下などが特徴として挙げられます。また，協調運動障害を呈することも特徴です。協調運動障害とは，まとまりのある身体の運動を指し，たとえば，歩行する時，腕を振り，脚を片方ずつ順序良く前方・後方へと動かすなど，一連の運動をまとまり良く行う必要があります。したがって，アルコール中毒の場合，こうしたまとまりのある身体運動がうまくいかない状態に陥いる可能性があります。

　以上のようにアルコールに関する問題は，社会生活や日常生活を阻害する問題ともいえます。アルコールに関する健康心理学的理解は，第4章にもまとめてありますので，改めて確認してください。

第10章のまとめ

　第10章では，診断基準の考え方を紹介するとともに，健康心理学領域においても出会うだろう精神疾患について紹介しました。各精神疾患にはそれぞれの一般的特徴が存在しています。こうした一般的特徴は特殊と感じるかもしれません。そして，その特徴をまずは知ることが，「病的」な支援対象者の理解を促進します。一方で，「病的」であるが故，支援を実践する際，その特殊性に翻弄されてしまうこともあるかもしれません。こういった状態は，病気を観ている状況ともいえます。健康心理学的あるいは臨床心理学的な支援を実践する際，人間を観ずに，病気を観てしまうことは最も避けなくてはいけません。

Key Words

診断基準，DSM-5，ICD-10，統合失調症，うつ病，不安，心的外傷後ストレス障害，食行動障害，摂食障害，不眠，アルコール使用障害，アルコール中毒

第11章
健康心理学と臨床現場における実践

　心身の健康維持増進や疾病予防をテーマとした健康心理学は，その方法を用い，具体的支援を実現することが重要な役割です。そして，具体的支援を実現する場所はひとつに限らず，さまざまな場所で，そこで求められる有益な介入が実施されることが望まれます。本章では，臨床現場における支援について考えましょう。

第1節　臨床現場

　臨床とは英語表記では bed side であり，床に寄り添うといった意味合いの用語です。そして臨床現場とは，「誰かに寄り添うこと」を求められる場所を意味します。しかしながら，臨床現場で活動するといった時，必ずしも bed side で寄り添い活動することだけに限定されません。臨床現場とは，「誰かに寄り添うこと」が求められる，たとえば，医療機関や学校，職場や地域など広範な現場を意味します。

　以上から，健康心理学における臨床現場における実践とは，医療・学校・産業・地域・行政などといった各種現場において，そこに存在する支援対象者に寄り添うことで，心身の健康維持増進や疾病予防などといった健康心理学の目的を達成することといえます。

　第9章では，bed side の心理学である臨床心理学の定義や位置づけについて紹介し，健康心理学領域においても人間理解を促進するために，臨床心理学的な知識や技能を修得することは欠かすことができないことを紹介しました（臨床心理学の定義と位置づけについては第9章，健康心理学の定義と位置づけについては第1章で改めて確認してください）。健康心理学も臨床心理学も

152 第 11 章 健康心理学と臨床現場における実践

「誰かに寄り添うこと」が求められる実践的学問であり，非常に近接する学問
領域です。そして，両者とも支援対象者が「良くなること」を目指す心理学で
あることから，立場も考え方も用いる方法も重複することが多く，相違点が不
明瞭であるように感じます。こうした中，支援目的を整理すると，健康心理学
の場合は「心身の健康維持増進と疾病予防」が目的であり，臨床心理学の場合
は「心身の病的な状態や心理・行動的問題の回復」が目的であるとまとめるこ
とができます。

　ただし，健康心理学の立場から心理教育など，いくぶん教育的な支援を担当
していると，臨床心理学の範疇で支援が必要な対象者に直面することや，臨床
心理学の立場でカウンセリングを行っている時に，健康心理学で実践されるよ
うな心身の健康度を高めるような教育的支援が求められることがあります。こ
のように，両者とも切っても切り離せない領域です。そして，臨床現場で支援
に携わる場合，健康心理学のみならず臨床心理学，あるいはその他周辺の学問
領域の知識を十分に修得した上で，支援対象者のニーズにマッチした支援を行
う必要があります。

　実際に臨床現場で出会う支援対象者は，支援者が健康心理学をバックグラウ
ンドとしているか臨床心理学をバックグラウンドとしているかなどに，それ程
関心はなく，この支援者は「自分のことをちゃんと支援してくれる専門家なの
か」に関心があるといえます。こうした関心に応えるためにも，自分が軸足を
置く学問領域のみならず近接領域やその周辺までも十分に学び知識を修得した
上で，臨床現場を知る努力を日々怠らないことが何より重要です。

第 2 節　臨床実践に備えて─個人を対象としたアプローチの方法

　健康指導や健康心理カウンセリングを担当する時，第 9 章で紹介した面接の
技法（特に来談者中心療法の方法論）を修得し，支援対象者との関係を構築す
る（ラポールを形成する）必要があります。支援対象者のニーズを知り，仮に
支援対象者がニーズをもたない場合には問題意識を醸成することが必要不可欠
です。ここでは，明確なニーズをもつ支援対象者へのアプローチとニーズをも
たない支援対象者へのアプローチについて，その具体的支援例を紹介します。

（1）明確なニーズをもつ支援対象者へのアプローチ

　明確なニーズをもつということを，カウンセリング領域の用語で表現すると，「明確な主訴をもつ」という表現になります。主訴とは，支援対象者が最も問題としてとらえているものであり，多くの場合，それを改善するなど良い方向へ方向づけることが支援の目的になります。

　健康心理カウンセリングあるいは一般的なカウンセリングが開始される時，初回の面接をインテーク面接と呼び，インテーク面接ではさまざまな情報を聴取します。インテーク面接を通して，支援対象者の主訴が明確になることもありますが，場合によっては，インテーク面接時に主訴が明確にならないこともあります。後者の場合，支援対象者は「何だか良くわからないが助けて欲しい」などといった漠然としたニーズをもつこともあります。そして，こうした場合，漠然とした困り事の本質を明らかにし，「何だかよくわからない」背景にある主訴を探る必要があります。また，ここでは，インテーク面接だけではなく，その後の面接で数回にわたり，支援対象者の状態を把握し主訴を明確化する場合もあります。そして，主訴が明確になった時，その主訴に対する支援を実行します。たとえば，過度の緊張と不安が主訴である場合，不安階層表（Topics 19 参照）を作成し，下位階層の不安に直面した時に生じる緊張感を低減させるような筋弛緩訓練を実施すること（第9章参照）などが現実的な例です。

　以上の通り，面接の過程で明確化する主訴に対して的確な支援を実行することが原則的には求められます。しかしながら，主訴は一定しないこともあり，面接の過程で変化することもあります。たとえば，過度の緊張と不安が主訴であった場合，面接を重ねると，その原因が職場の人間関係から生じるストレスであることが判明することがあります。この場合，主訴は「過度の緊張と不安」から「職場の人間関係の悪さ」，あるいは「職場の人間関係から生じるストレス」に変化する可能性があります。職場の人間関係の悪さについては，面接場面で取り上げ改善することは難しく，この場合は，職場の人間関係の悪さから生じるストレスが主訴となり，そのストレスにどのように対処するのかをターゲットに支援を実行することが求められます。

　また，主訴をとらえる時，「○○を改善したいのです」といった言明された内容と併せて，支援対象者の言動や雰囲気を注意深く観察・傾聴し，詳細な情

報をできる限り収集することも必要です。その主訴がどのように成立しているのか，あるいは，その主訴が支援対象者の日常生活や社会生活にどのようにかかわり，どの部分に具体的支援を行使する必要があるのかなど，単に主訴を聴くだけではなく，その主訴を抱える支援対象者のバックグラウンドも詳細にとらえていく必要があります。そして，各種情報を組み立て，その問題の成り立ちを考え，どのような支援が一番フィットするのかを予測すること，いわゆる「見立て」（第10章）を行い，見立てに沿った支援を行います。そして，その支援法が効果的なものであるか否かを随時検討することも忘れてはいけません。支援法が効果的であるか否かについては，心理検査などを用いて，支援前後の得点を比較することや，支援対象者の言明する状態により判断し，仮に効果が認められない時（または，逆効果である時）は，別の支援法を採用するか，もしくは，見立てをやり直す必要もあります。

　以上から，明確なニーズをもつ支援対象者へアプローチする際，その明確なニーズをより明確にする（主訴を改めて整理し，より妥当な主訴がないか確認する）ことを通し，そのニーズの成り立ちを確認し（主訴にまつわる情報などから見立てる），効果的であると考えられる支援を実施し，効果を確認するといった一連のプロセスが想定できます。

(2) ニーズをもたない支援対象者へのアプローチ

　他者から客観的にみた場合，問題行動（たとえば過度の禁酒や喫煙行動など）を呈しているにもかかわらず，問題意識をもたずに問題行動を持続している場合や，現在問題が発生していない状態で第一次的な予防を実行する場合など，支援対象者が，「支援して欲しい」といったニーズをもっていない場合があります。こうした時，まず行うべきことは，支援対象者の意識づけです。第5章で紹介した各種理論の中でも提唱されていますが，たとえば，健康信念モデルでは，健康行動を持続する場合に，個人の主観的な認識（疾患の重篤度や罹患可能性の認識，健康行動をとることで得る利益の認識など）が影響することが示されています。このように，ニーズをもたない支援対象者には，問題意識を醸成することや，さまざまな問題を事前に抑え予防する重要性の理解を促進することなどが課題です。

第 2 節　臨床実践に備えて—個人を対象としたアプローチの方法　　155

①問題意識をもたずに問題行動を持続している場合

　問題行動であることを考えると，早急に何らかの支援を行うことが求められます。そこで，支援対象者がなぜ問題意識をもたないのかを考える必要があります。たとえば，身体的健康を低下させるような過度の飲酒を毎日続けている場合でも身体的不調を呈していないのであれば，その飲酒行動を問題であると認識できずに，「自分は大丈夫」といった認識を固持している可能性もあります。また，喫煙行動を継続することで身体的健康が害されている場合（たとえば，咳が止まらず QOL が低下しているなど），飲酒行動の持続とは異なり，自分自身で，喫煙行動が良くないことであり，禁煙する必要があることを自覚していることがあります。しかしながら，禁煙の必要を自覚しながらも，先送りをしているなどといった場合，早急に禁煙する必要があったとしても，それは実行されません。こうした場合，たとえば，過去に禁煙に失敗したことから，新たな禁煙行動に取り組むモティベーションが上がらないなどといったことも考えられます。

　以上の通り，問題行動を呈しながらも問題意識をもたず，支援に対するニーズがない（あるいは低い）場合，その支援対象者の認識やモティベーションを確認する必要があります。支援対象者の認識とは，現在の行動や身体的健康，心理的健康，環境や支援リソースなどに対する認識です。そしてモティベーションは，こうした認識に基づき，健康行動に取り組む意欲であり，誤った認識であればそれを修正し，できる限りのモティベーションを高めるよう支援することが，健康を支援する前提の条件といえます。

　一方で，支援に対するニーズがない場合，カウンセリングで実施するような1 対 1 の「面接」という方法でコミュニケーションをとることが難しく，支援対象者の認識やモティベーションを確認することが困難な場合も多々あります。こうした場合は，不特定多数を対象とする健康指導の機会や研修の機会を通して，「自然なやり方」（インテーク面接やカウンセリングとは異なった日常的な会話の中）で支援対象者の認識やモティベーションを確かめ，その後の支援を実行する手がかりを作ることも必要です。

　また，支援対象者の問題意識を醸成する方法として，モデリング（第 5 章参照）や恐怖条件づけなどといった方法を用いることも可能です。たとえば，過

156　第 11 章　健康心理学と臨床現場における実践

度の飲酒を続けているものの問題意識をもつことがない人に対して，他者が飲酒量を減量し，かつ休肝日をもつことで，健康度が向上した実感を得ているシーンなどを目撃することで，自分自身の飲酒を見直すなどといったことがモデリングの例です。また，長期にわたる多量の飲酒が脳や臓器に悪影響を与える情報などを提供することで，「このままでは自分も身体を壊すかもしれない」と意識づけることが恐怖条件づけの例です。いずれにしても，支援対象者とのラポールを形成した上で，介入することが前提条件です。

②支援されることに対するニーズをもっていない場合

　心身の健康維持増進や疾病予防を目的とした研修会に参加する者の中には明確なニーズをもたずに参加している場合が少なくありません。たとえば，企業の人事部が企画し，半強制的に参加が求められる研修会などでは，「仕方なく」「仕事だから」参加するといったことも良く目にします。こうした研修会を担当すると，参加者の温度差や冷たい目線，居眠りなどを目の当たりにし，担当する側の意欲が削がれてしまうことも否めません。ただし，「仕方なく，仕事だから」参加しているからこそ，健康心理的支援が役立つともいえます。

　たとえば，ストレスのメカニズムを紹介し，ストレス対処法を紹介することで，これから降りかかるかも知れないストレスに立ち向かう準備体制を整えることなどは，重要な健康心理学の責務です。ここでは，いわば「やる気のない」人々の関心をどの程度高めることができるかが勝負です。これまで紹介してきた通り，健康心理学やその周辺の知識は，用語も内容も難解と感じられるものが多々あります。ただし，この難解なものをベースとすることで有効な支援が実現できることもまた確かです。したがって，支援者は「やる気のない」人々の関心を高めるために，難解な用語や内容をわかりやすく翻訳しプレゼンテーションする必要があります。そのため，支援者は十分に知識や理論を咀嚼し理解し，端的に説明できるよう準備することが求められます。

　いつか生じるかもしれない危機に対してその対処法を得る重要性やおもしろさを知ることができると「やる気のない人々」の顔色が変わることがあります。冷たい目線がある種の熱さをもった目線に変わり，笑顔が浮かぶこともあります。「面白かったな」「使ってみようかな」「やってみようかな」というちょっ

とした気持ちを醸成することが，支援されるニーズをもたない人たちを支援する支援者のいちばんの役割です。

第3節　支援を実践するために

　支援を実践するためには，日々のトレーニングが欠かせません。健康心理カウンセリングの立場からいえば，カウンセリングの技能を研鑽することが支援者には求められるでしょうし，研修担当者には，研修におけるタイムマネジメントや指示を出す時のタイミングや声の大きさや抑揚まで注意深く練習することが求められます。

　ここでは，カウンセリングと研修を担当する際に役立つトレーニング法を紹介します。

(1) カウンセリングのトレーニング

　カウンセリングの技能を高めるためには，臨床現場において豊富な経験を積むことが必要不可欠です。一方で，豊富な経験は一瞬では積むことができず，時間がかかります。そこで，カウンセリングの技能を高めようとした時，他者とのロールプレイを通して自分自身の癖を知ることが大切です。

　たとえば，第1章から第11章までを読み進めると，「文章の癖」に気づけるのではないでしょうか。この癖とは，表現の仕方であり，書き言葉でもそうですが，話し言葉や話す時の身振り手振りなどのコミュニケーションスタイルには個々人に特有のスタイルがあります。そのスタイルが，時に支援対象者にとってポジティブな印象を与えることもあれば，時にネガティブな印象を与えることもあります。日常的なコミュニケーション（家族や友人などと余暇を過ごす時など）では，それほど神経質に見直す必要はないかもしれませんが，特にカウンセリングを代表とした対人支援を担う際には，普段のコミュニケーションスタイルをより客観的にみつめ，修正すべき点があれば上手に修正することも必要不可欠です。

　たとえば，誰にも告白することができなかった健康上の問題を，支援者であるあなたの前で打ち明けた時，あなたの自然な反応が支援対象者を深く傷つけ

158　第11章　健康心理学と臨床現場における実践

てしまうこともあります。支援対象者の反応に過度に反応することや反応しすぎないことは避け，自然にニュートラルな反応を心がけることも大切です。

　こうした反応は，出たとこ勝負でできるものではなく，事前の準備を通して実践で自然に使えるようになります。たとえば，図11-1は，他者とのカウンセリングロールプレイを行う際に用いることができるワークシートです。ここでは，支援対象者役が，演じる内容を想定し，その内容に沿って支援対象者（クライエントや患者）を演じ，支援者はカウンセリングを行います。およそ30分のカウンセリングを通して，振り返り，支援者の特徴を明確にします。ここでは，図11-2のような振り返りシートを用い，カウンセリングのプロセスに対する自己評価ならびに他者評価を行います。

　こうした練習を通して，実践的場面で，専門性豊かな自然さを存分に発揮し，有益な心理的支援を実行することは，支援対象者の問題解決につながり，何よりも，「この場に来てこの相談をして良かった」などといった心地よさにつながります。そして，これらのかかわりに基づいて，より具体的な支援（たとえばリラクセーション法や心理療法の施行など）が行われます。

(2) 研修のトレーニング

　研修を担当する時，研修のプログラムを組み立て，実施し，効果を測定することなどが求められます。それぞれを工夫することで，より効果的な研修をデザインすることができます。

　まず，研修のプログラムを組み立てる時，大体の枠組みを決める必要があります。たとえば，導入の枠・知識教育の枠・実践的体験教育の枠・振り返りの枠などといった具合に，その研修の目的を達成するために，どの枠をどのボリュームで実施するか，アウトラインを描いておく必要があります。仮に，全体を100％とすると，導入の枠で15％，知識教育の枠で20％，実践的体験教育の枠で40％，振り返りで25％などと設定し，準備する内容もその比率に合わせます。1時間で実施するのであれば，それぞれ9分，12分，24分，15分ですが，余裕をもたせて，導入の枠で5分，知識教育の枠で10分，実践的体験教育の枠で20分，振り返りに15分などと設定すると，計50分のプログラムとなり，たとえば，「実践的体験をもう少し続けたい」などといった場合に

第3節　支援を実践するために　159

　支援対象者（クライエント，患者）役は，クライエント情報シートの内容を踏まえクライエントを演じてください。カウンセラー役は，クライエントを注意深く聴き・観察しカウンセリングを実施します。

　あなたが演じる支援対象者の情報を以下に記入してください。原則，想定した支援対象者を演じますが，ロールプレイの過程でさまざまな情報を付加することや，当初の想定と異なる支援対象者を演じても構いません。

主訴	
主訴に至る経緯	
家族構成	
主訴にまつわる人間関係 （その問題に誰がかかわっているか）	
生育歴	
病歴	
行動的特徴と印象	

図11-1　カウンセリングロールプレイワークシート

『実践につながる教育相談』によるワークシートを筆者が修正

160 第11章 健康心理学と臨床現場における実践

自己評価

自分自身の注意したところ
　今回のロールプレイを通して，あなたが特に意識した点をいくつか挙げてみましょう。

もっとこうすれば良かったところ
　今回のロールプレイを通して，あなたが「こうすればもっと良かった」「足りなかった」と思う点をいくつか挙げてみましょう。

他者評価
　評価するみなさんは，支援者役の「良かったところ」「こうするともっと良くなるアドバイス」をできる限りたくさん記入してください。

良かったところ

こうするともっと良くなる

図11-2　カウンセリングプロセスに対する評価

『実践につながる教育相談』によるワークシートを筆者が修正

は，他の枠への影響を最小限に抑えて，時間配分を調整することも可能です。経験的な目安ですが，全研修時間の80%程度に収まるスケジュールでプログラムを構成することが妥当といえます。

それぞれの枠とそのボリュームが決まれば，次にコンテンツを作成します。場合によっては，多数の研修担当者が同一のコンテンツを用い研修を担当するなどといった場合もありますが，この場合には，コンテンツの内容で不明な点がないかを確認するとともに，コンテンツの表現方法を変えることが可能であるか確認し，意味内容を変えない範囲で担当者が説明しやすい表現（文字や図表の配置の変更など）することも必要です。一方，コンテンツも担当者が作成する場合は，より柔軟に作成することが可能ですが，「知的な内容」になり過ぎないこともおすすめします。特に健康心理学や周辺の学習を十分に行った場合，その理論を伝えることに終始してしまうなどといったことがあります。研修の受講者は，「心理学を学習」することよりも「何か自分のためになるものを得ること」を目的としている場合や，前述の通り，全くモティベーションがない場合があります。こうした受講者にとって最も適するコンテンツは何かを十分に考えた上で，興味をそそる工夫を凝らしたコンテンツを準備することが必要不可欠です。

プログラム構成に沿ったコンテンツが出来上がり，いよいよ研修本番です。多種多様な対象者が存在する中で，いろいろな視線を浴びながらその研修の目的にマッチした教示を行う必要があります。そこで，当然のことのように感じるかもしれませんが，事前にシミュレーションをすることも大切です。コンテンツを作成した段階で満足するのではなく，頭の中で，そして実際にストップウォッチをみながら実演します。そうすると，完璧と思っていたコンテンツの不備や加筆修正が必要な箇所などがわかります。数回の練習を経て，本番に臨みます。そして，練習の最中には，声の大きさや抑揚，もち出すトピックスなども想定してみましょう。

以上のトレーニングを経て，実際に研修を実施しますが，研修の効果がどの程度あったかを検証することも健康心理学的な研修を実施する際には重要な役割です。効果の測定を行わないことも多くありますが，何らかの効果が期待されるコンテンツを用いた場合，その効果を測定し，実際に良い結果がもたらさ

162　第11章　健康心理学と臨床現場における実践

れていることを確認することで，研修を行う必要性・妥当性が向上します。効果を検証する場合，研修前後で何らかの測定を行い，比較する必要があります。研修前後のアンケート調査結果を比較することで，研修の効果に言及することは可能ですが，できる限り，心理検査などを用い数値データを入手し，統計的有意差の有無に言及することが理想です。また，統計的有意差のみならず，受講者の生の声（たとえば，自由記述欄になる記述内容）を分析することで，研修の効果や今後の研修の在り方について検討することも可能です。そして，こうした結果をわかりやすくまとめフィードバックすることができれば，一連の研修パッケージの有用性はより明確になります。

第11章のまとめ

　第11章では，健康心理学を基盤とした支援を行う場である臨床現場について，その意味合いを考えるとともに，臨床心理学との関係を整理しました。どちらが優位に立つといった議論をするのではなく，両者を相補的関係とみなし，より有益な支援活動を実践することが何より重要です。また，臨床場面で出会う支援対象者に対する支援の在り方やカウンセリングや研修のトレーニングについて紹介しました。日々研鑽することで，いざという時に専門性の高い支援が実現できるのではないでしょうか。ここで紹介した例を踏まえ，各種臨床現場とそこで出会う支援対象者にマッチした独自の方法を考えることが必要不可欠です。

Key Words

臨床現場，Bed side，インテーク面接，主訴，見立て，カウンセリングのトレーニング，研修のトレーニング，シミュレーション

引用文献

まえがき

Matarazzo, J. D.（1980）. Behavioral health and behavioral medicine: Frontiers for a new health psychology. *American Psychologist*, **35**, 807-817.

第1章

Caplan, G.（1964）. *Principles of preventive psychiatry*. New York: Basic Books.

Marks, D. F., Murray, M., Evans, B., Willig, C., Woodall, C., & Sykes, C.（2005）. *Health psychology: Theory, research and practice*. 2nd ed. London: Sage.

Matarazzo, J. D.（1980）. Behavioral health and behavioral medicine: Frontiers for a new health psychology. *American Psychologist*, **35**, 807-817.

第2章

American Psychological Association（2013）. *Diagnostic and statistical manual of mental disorders*. 5th ed. Washington, D.C.: American Psychiatric Press.（高橋三郎・大野裕（監訳）（2014）. DSM-5 精神疾患の診断・統計マニュアル. 医学書院）

Erikson, E. H.（1959）. *Identity and the life cycle*. International Universities Press.（西平直・中島由恵（訳）（2012）. アイデンティティとライフサイクル. 誠信書房）

Erikson, E. H.（1959）. *Identity and the life cycle*. International Universities Press.（小此木啓吾（訳編）（1982）. 自我同一性：アイデンティティとライフ・サイクル. 誠信書房）

厚生労働省（2011）. 平成23年患者調査の概況（http://www.mhlw.go.jp/toukei/saikin/hw/kanja/11/dl/kanja.pdf）

森和代・石川利江・茂木俊彦（編）（2014）. よくわかる健康心理学. ミネルヴァ書房

大竹恵子（2009）. 女性と健康 島井哲志・長田久雄・小玉正博（編）健康心理学・入門 健康なこころ・身体・社会づくり. 有斐閣

長田久雄（2009）. 健康リスクへのアプローチ. 島井哲志・長田久雄・小玉正博（編）健康心理学・入門 健康なこころ・身体・社会づくり. 有斐閣

Tarner, J. M.（1978）. *Foetus into man: Physical growth conception to maturity*. London: Open Book.（熊谷公明（訳）（1983）. 小児発育学―胎児から成熟まで. 日本医事出版社）

第3章

遠藤由美（2001）. 自己概念, 中島義明・安藤清志・子安増生・坂野雄二・繁桝算男・立花政夫・箱田裕司（編）心理学辞典. 有斐閣

フロイト, S.（著）高橋義孝・下坂幸三（訳）（1977）. 精神分析入門上・下 新潮社

前田重治（1985）. 図解精神分析学. 誠信書房

Maslow, A. H.（1943）. A theory of human motivation. *Psychological Review*, **50**, 370-

396.

妙木浩之（2000）．フロイト入門．筑摩書房

成田善弘（2004）．第6部　精神分析．氏原寛・成田善弘・東山紘久・山中康裕（編）心理臨床大事典．培風館

小此木啓吾（編）（1981-87）．精神分析セミナーⅠ～Ⅴ．岩崎学術出版社

大塚義孝（2004）．臨床心理学の歴史と展望．氏原寛・成田善弘・東山紘久・山中康裕（編）心理臨床大事典．培風館

Rogers, C. R.（1959）. A theory of therapy, personality, and interpersonal relationship as developed in the client-centered framework. In S. Koch（Ed.）, *A study of a science*. Vol.3. *Formulations of the person and the social context*. McGraw-Hill.（伊藤博（訳）（2001）．パーソナリティ理論　ロージァズ全集第8巻．岩崎学術出版社）

Skinner, B. F.（1953）. *Science and human behavior*. New York: Macmillan.

Watson, J. B., & Rayner, R.（1920）. Conditioned emotional reactions. *Journal of Experimental Psychology*, **3**（1）, 1-14.

第4章

Kasl, S. V., & Cobb, S.（1966）. Health behavior, illness behavior, and sick-role behavior: Health and illness behavior. *Archives of Environmental Health*, **12**, 246-266.

宗像恒次（1990）．行動科学からみた健康と病気．メヂカルフレンド社

日本健康心理学会（編）（2012）．健康心理学基礎シリーズ①　健康心理学概論．実務教育出版

第5章

Ajzen, I.（1991）. The theory of planned behavior. *Organizational Behavior and Human Decision Processes*, **50**, 179-211.

Bandura, A.（1977）. Self-efficacy: Toward a unifying theory of behavior change. *Psychological Review*, **84**, 191-215.

Becker, M. H.（1974）, The health belief model and personal health behavior. *Health Education Monographs*, **2**, 324-508.

Fishbein, M., & Ajzen, I.（1975）. *Belief, attitude, intention, and behavior: An introduction to theory and research*. Reading, MA: Addison-Wesley.

Green, L. W., Kreuter, M. W., Deeds, S. G., & Partridge, K. B.（1980）. *Health education planning: A diagnostic approach*. Mayfield Publishing.

日本健康心理学会（編）（2012）．健康心理学基礎シリーズ④　健康教育概論．実務教育出版

Prochaska, J. O., & DiClemente, C. C.（1983）. Stages and processes of self-change of smoking: Toward an integrative model of change. *Journal of Consulting and Clinical Psychology*, **51**, 390-395.

Rosenstock, I. M.（1966）. Why people use health services. *Milbank Memorial*, **44**, 94-127.

引用文献　　165

第6章

Denollet, J., Sys, S. U., & Brutsaert, D. L.（1995）. Personality and mortality after myocardial infarction. *Psychosomatic Medicine*, **57**, 582-591.

エンドレツィ，E.（著）磯博行・津田彰（訳）（1993）．ストレスの心理と神経内分泌．二瓶社

Glass, D.C. 1977 Stress, behavior patterns, and coronary disease. *American Scientist*, **65**, 177-187.

Holmes, T. H., & Rahe, R. H.（1967）. The social readjustment rating scale. *Journal of Psychosomatic Research*, **11**, 213-218.

カバット・ジン，J.（著）春木豊（訳）（2007）．マインドフルネスストレス低減法．北大路書房

Lazarus, R. S., & Folkman, S.（1984）. *Stress, appraisal, and coping*. New York: Springer.（本明寛・春木豊・織田正美（監訳）（1991）．ストレスの心理学．実務教育出版）

日本化学会（編）（1992）．ストレスを科学する．大日本図書

野村忍（2006）．情報化時代のストレスマネジメント．日本評論社

佐々木雄二（2004）．自律訓練法．氏原寛・成田善弘・東山紘久・山中康裕（編）心理臨床大事典．培風館　pp.347-349.

佐々木雄二（2004）．リラクセーショントレーニング．氏原寛・成田善弘・東山紘久・山中康裕（編）心理臨床大事典．培風館

セリエ，H.（著）杉靖三郎・藤井尚治・田多井吉之介・竹宮隆（訳）（1988）．現代社会とストレス．法政大学出版局

Selye, H.（1983）. The stress concept: Past, present, and future. In C. L. Cooper（Ed.）, *Stress research*. John Wiley & Sons.

Temoshok, L.（1987）. Personality, coping style, emotion and cancer: Toward an integrative model. *Cancer Surveys*, **6**, 545-567.

第7章

厚生労働省（2012）．労働者健康状況調査．厚生労働省

嶋信宏（2004）．ストレスとコーピング．氏原寛ほか（編）心理臨床大事典．培風館

浦光博（1992）．支えあう人と人―ソーシャルサポートの社会心理学．サイエンス社

山蔦圭輔（監）（2014）．ひとりひとりと組織をケアするシステムづくり　ナースのうつ対策．月刊ナーシング．学研メディカル秀潤社

山蔦圭輔・杉山崇（2011）．カウンセリングと援助の実際―医療・学校・産業・行政における心理的支援―．北樹出版

第8章

上里一郎（監修）（2001），心理アセスメントハンドブック．西村書店

Jenkins, C, D., Zyzanski, S. J., & Rosenman, R. H.（1979）. *JAS manual*. New York: The Psychological Corporation.

松原達哉（編著）（2002）．心理テスト法入門―基礎知識と技法修得のために．日本文化科学社

MMPI新日本版研究会（編）（1993）．MMPIマニュアル．三京房

日本健康心理学会（編）（2012）．健康心理学基礎シリーズ②　健康心理アセスメント概論．実務教育出版

佐々木和義（2001）．場面見本法．中島義明・安藤清志・子安増生・坂野雄二・繁桝算男・立花政夫・箱田裕司（編）心理学辞典．有斐閣

佐々木和義（2001）．時間見本法．中島義明・安藤清志・子安増生・坂野雄二・繁桝算男・立花政夫・箱田裕司（編）心理学辞典．有斐閣

下光輝一・小田切優子（2004）．職業性ストレス簡易調査票．産業精神保健，**12**，25-36．

田島信元（2001）．観察．中島義明・安藤清志・子安増生・坂野雄二・繁桝算男・立花政夫・箱田裕司（編）心理学辞典．有斐閣

氏原寛（2004）．心理アセスメント．氏原寛・成田善弘・東山紘久・山中康裕（編）心理臨床大事典．培風館

第9章

Berne, E.（1964）．*Games people play*. Grove Press.（南博（訳）（1967）．人生ゲーム分析．河出出版）

土井健朗（2006）．新訂方法としての面接　臨床家のために．医学書院

Dryden, W.（1994）．*Invitation to rational-emotive psychology*. Whurr Publishers.（國分康孝・國分久子・國分留志（訳）（1998）．論理療法入門　その理論と実際．川島書店）

Dusay, J. M.（1976）．*Egograms*. Harper & Row.（新里里春（訳）（1980）．エゴグラム．創元社）

橋口英俊（2004）．理性感情行動療法．氏原寛・成田善弘・東山紘久・山中康裕（編）心理臨床大事典．培風館．pp.372-374.

熊倉伸宏（2002）．面接法．新興医学出版社

國分康孝（1980）．カウンセリングの理論．誠信書房

國分康孝（1980）．カウンセリングの技法．誠信書房

國分康孝（1989）．論理療法の理論と実際．誠信書房

間宮武（1997）．健康カウンセラーの役割と資格．健康心理カウンセリング—基本ガイド—．日本健康心理学研究所

日本心理臨床学会（編）（2011）．心理臨床学事典．丸善出版

楡木満生（2005）．カウンセリング理論の歴史　松原達哉・楡木満生・澤田富雄・宮城まり子（共編）心のケアのためのカウンセリング大事典．培風館

野島一彦（2004）．クライエント中心療法．氏原寛・成田善弘・東山紘久・山中康裕（編）心理臨床大事典．培風館　pp.307-312.

大野裕（2008）．認知療法の技法と実践　精神療法の接点を探って．金剛出版

大野裕・小谷津孝明（編）（1996）．認知療法ハンドブック—上巻—．星和書店

大野裕・小谷津孝明（編）（1996）．認知療法ハンドブック—下巻—．星和書店

大塚義孝（編）（2004）．臨床心理学全書1　臨床心理学原論．誠信書房

Rogers, C. R.（1989）．*On becoming a person: A terapist's view of psychotherapy*. Houghton Mifflin.（諸富祥彦・末武康弘・保坂亨（訳）（2005）．ロジャーズが語る自己実現の道．岩崎学術出版社）

坂野雄二（1995）．認知行動療法．日本評論社

下山晴彦（2007）．認知行動療法　理論から実践的活用まで．金剛出版

杉田峰康（2004）．交流分析．氏原寛・成田善弘・東山紘久・山中康裕（編）心理臨床大
　　事典．培風館　pp.381-384.

東京大学医学部心療内科 TEG 研究会（編）（2006）．新版 TEG Ⅱ解説とエゴグラム・パ
　　ターン．金子書房

Tudor, K., & Merry, T.（2002）. *Dictionary of person-centered psychology*. Whurr Publishers.
　　（岡村達也（監訳）小林孝雄・羽間京子・箕浦亜子（訳）（2008）．ロジャーズ辞典．
　　金剛出版）

内山喜久雄（1988）．講座サイコセラピー第 2 巻　行動療法．日本文化科学社

山上敏子（2004）．行動療法．氏原寛・成田善弘・東山紘久・山中康裕（編）心理臨床大
　　事典．培風館　pp.335-339.

山上敏子（2007）．方法としての行動療法．金剛出版

山蔦圭輔・杉山崇（2011）．カウンセリングと援助の実際―医療・学校・産業・行政にお
　　ける心理的支援―．北樹出版

Westbrook, D., Kennerley, H., & Kirk, J.（2007）. *An introduction to cognitive behavior
　　therapy: Skills and application*. Sage.（下山晴彦（監訳）（2012）．認知行動療法臨床
　　ガイド．金剛出版）

第 10 章

American Psychological Association（2013）. *Diagnostic and statistical manual of mental
　　disorders*. 5th ed. Washington, D.C.: American Psychiatric Press.（髙橋三郎・大野
　　裕（監訳）（2014）．DSM-5　精神疾患の診断・統計マニュアル．医学書院）

Frances, A.（2013）. *Essentials of psychiatric diagnosis responding to the challenge of DSM
　　-5*. The Guilford Press.（大野裕・中川敦夫・柳沢圭子（訳）（2014）．DSM-5　精神
　　疾患診断のエッセンス DSM-5 の上手な使い方．金剛出版）

森則夫・杉山登志郎・磐田泰秀（2014）．臨床家のための DSM-5 虎の巻．日本評論社

World Health Organization（1992）. *The ICD-10 classification of mental and behavioural
　　disorders*. Geneva: World Health Organization.

第 11 章

山蔦圭輔（2013）．カウンセリングの実践を目指して：体験を通して学ぼう　黒田祐二
　　（編）実践につながる教育相談．北樹出版

山蔦圭輔（監）（2014）．ひとりひとりと組織をケアするシステムづくり　ナースのうつ
　　対策．月刊ナーシング．学研メディカル秀潤社

山蔦圭輔・杉山崇（2011）．カウンセリングと援助の実際―医療・学校・産業・行政にお
　　ける心理的支援　．北樹出版

事項索引

A

ABC シェマ　120
BDI（Beck Depression Inventory）
　109，110，141
bed side　151
BMI（Body Mass Index）　24，146
CBT　128
CMI（Cornel Medical Index）　109，111
DSM　102
　——-5（Diagnostic and statistical manual of mental disorders. 5th ed.）
　24，57，135
EMDR（Eye Movement Desensitization and Reproccessing：眼球運動による脱感作と再処理法）　145
Evidence Based Health Psychology　29
Evidence Based Medicine　28
Evidence Based Psychotherapy　29
fMRI　56，75
GHQ（General Health Questionnaire）
　109，110
health protective behavior　53
ICD-10（International Statistical Classification of Diseases and Related Health Problems）　135
KAPモデル（Knowledge, Attitudes and Practices Model）　61
MMPI（Minnesota Multiphasic Personality Inventory）　105
QOL（Quality of Life）　109，110
QOL→生活の質
REM（Rapid Eye Movement）　56
SDS（Self-rationg Depression Scale）
　109，110，141
STAI（State-Trait Anxiety Inventory）

109，110
TEG（Tokyo University ego gram）
　111
TTM　67
WHO（World Helth Organization：世界保健機構）　21
　——憲章　3，72
Y-G性格検査　105

あ

愛着（アタッチメント）　15，25，48，49
アイデンティティ　12，25
悪性新生物　23
アセスメント　95，99
アセトアルデヒド　56
　——脱水酵素　57
アメリカ心理学会（American Psychological Association；APA）　2
アメリカ精神医学会（American Psychiatric Association；APA）　22
アルコール
　——依存症　57
　——使用障害　57，148
　——中毒　57，149
　——離脱　148
アルドステロン　72，75
アルバート坊やの実験　31
α波（アルファ波）　56
α4β2ニコチン受容体　58
暗示文　83
アンダーストレス　76
意識層　44
維持ステージ　68
異常　137
1次的評価　79

170　事項索引

一般社団法人日本健康心理学会　　2
陰性症状　139
インテーク面接　153
うつ病　140
　　——／大うつ病性障害　140
裏面的交流　131
運動再生過程　65
エクスポージャー　126
エゴグラム　109, 130
エス（イド）　45
エストロゲン　22
エディプス期　47
エビデンス（Evidence）　27, 51, 98, 121
おうむ返し　118
応用行動分析　36
オーバーストレス　76
オープン型質問　118
置き換え　50
オタワ会議　8
オタワ憲章　8
オプティマルストレス　76
オペラント行動　34

か
外因性　136
外的照合枠（external frame of reference）
　42, 51
概日リズム睡眠–覚醒障害　147
下位文化脚本　133
快楽原則　46
カウンセリング　114
　　——ロールプレイ　158
科学者–実践家モデル（Scientist-Practitio-
　ner Model）　28
学習理論　51, 124
過食症　24, 145
家族脚本　133
カタレプシー　139
カットオフポイント　96
カフェイン　148

過眠障害　147
がん　23, 25
環境的要因　88
観察　102
関心ステージ　68
危機（クライシス）　11, 25
喫煙　57
機能分析　130
脚本（シナリオ）　133
　　——分析　133
キャリア・アンカー　19
キャリア教育　18
急性ストレス障害　144
強化子　34, 36
強化スケジュール　36, 51
共感　118
恐怖条件づけ　155
局所論　44, 51
拒食症　24, 145
拒絶症　139
筋弛緩　83
　　——訓練　153
緊張病性の行動　139
クリティカル健康心理学　7, 9
クローズ型質問　118
警告反応期（stage of reaction）　72
傾聴　118
系統的脱感作法　126
ゲーム分析　131
結果予期　64
月経　21, 25
　　——サイクル　21
　　——前症候群（Premenstrual Syndrome；
　　　PMS）　21
　　——前不快気分障害（PMDD；Premen-
　　　strual Dysphoric Disorder）　22
幻覚薬　148
健康行動　53
健康指導　153
健康信念モデル（Health Belief Model）

61, 62
健康心理アセスメント　　95
健康心理カウンセリング　　18, 27, 113,
　136, 152
健康増進（health promotion：ヘルスプロ
　モーション）　　8, 9
健康日本 21　　11, 25
現実原則　　46
研修　　91, 158
現象的場（phenomenal field）　　40, 51
高血圧　　20
交差裏面的交流　　131
交差的交流　　131
鉱質コルチノイド　　75
公衆健康心理学　　7, 9
口唇期　　47
抗精神病薬（メジャートランキライザー）
　140
構成的グループエンカウンター　　16
構造化面接法　　100, 101
構造分析　　130
構造論　　45, 51
行動
　――意図（behavioral intention）　　63
　――計画理論（Theory of Planed Behav-
　　ior）　　61, 69
　――主義心理学　　30
　――分析　　36, 51
　――見本法　　101
　――療法（Behavioral Therapy）　　124
　――理論（S-R 理論）　　30, 51, 124
更年期障害　　20, 25
抗不安薬（マイナートランキライザー）
　144
肛門期　　48
合理化　　50
合理的行為理論（Theory of Reasoned Ac-
　tion）　　61, 63
合理的信念（rational belief）　　120
交流パターン分析　　131

交流分析（Transactinal Analysis）　　130
効力予期　　64
コーピング　　80, 87
個人脚本　　133
個人的要因　　87
古典的条件づけ　　30, 51
コミュニティ健康心理学　　7, 9
コルチゾール　　72, 75
昏迷　　139

さ

催眠　　82
作業検査法　　98
査定　　95
残遺期　　139
三項随伴性　　35, 51
産後うつ病　　23
シェイピング法　　126
自我（エゴ）　　45
　――の芽生え　　47
時間の構造化　　131
時間見本法　　101
子宮がん　　23
自己一致状態　　117
自己概念　　41
自己構造（自己イメージ）　　42, 51, 117
自己効力感（セルフエフィカシー）　　66
自己実現欲求　　39
自己懲罰　　50
自己理論　　39, 51, 117
自殺　　20
　――企図　　141
自死　　20
思春期　　16
　――スパート　　16
視床下部正中隆起　　74
姿勢保持　　139
自然観察法　　99
実験的観察法　　99, 100
実験的行動分析　　36

実行ステージ　68
質問紙法　96
児童期　15
自動思考　122
シミュレーション　161
社会再適応評価尺度（Social Readjustment Rating Scale）　78
社会的学習理論（Social Learning Theory）　61, 64
社会的ネットワーク　20
社会的望ましさ　96
社交不安症／社交不安障害（社交恐怖）　141
主訴　153
出産　22, 25
準備ステージ　68
準備と意識づけ　91
昇華　50
消去　32
条件反射理論　30, 51
状態　104
情緒的サポート　89
常同症　139
情動焦点型コーピング　80
情報的サポート　89
職業ストレス　90
職業性ストレス簡易調査票　107
食行動　24, 25
　　——障害および摂食障害群　24, 145
ショック相（phase of shock）　72
自律訓練法　82
心因性　136
神経性過食症／神経性大食症　24
神経性やせ症／神経性無食欲症　24, 145
心疾患　23
心身医学　2
心身症　74
心身相関　2
心的外傷およびストレスにまつわる障害　144

心的外傷後ストレス障害　144
心的装置　44
信頼性　29, 96
心理学的なストレス理論　79
心理検査　95, 154
心理療法　115
睡眠－覚醒障害群　147
睡眠時随伴症　147
スキーマ　122
スキナーボックス　34
ストレス　71, 130, 156
　　——脆弱性モデル　140
　　——反応　71, 87
　　——マーカー　75
　　——マネジメント　19, 25, 87
　　——教育　16
　　——免疫訓練　130
ストレッサー　71, 87
ストローク　130, 131
スピリチュアル　3
生活の質（quality of life）　1, 3, 9, 21, 155
性教育　17, 25
制止　140
性自認　17, 25
正常　137
精神運動性の焦燥　140
精神分析学　43, 98
精神分析療法　45
成年期　19
青年期　18
正の強化　34, 35
正の罰　35
摂食障害　25, 55
セルフ・ケア　19, 93
セルフモニタリング　123
前意識層　44
前駆期　139
漸進的筋弛緩法　82
漸成発達理論　18
選択的セロトニン再取り込み阻害薬（Se-

lective Serotonin Reuptake Inhibitors；SSRI） 28, 141
全般不安症／全般性不安障害 141
潜伏期 47
相補的交流 131
ソーシャルサポート 88
ソーシャルスキルトレーニング（Social Skills Training；SST） 16
組織的観察法 99, 100

た

第1次予防 8, 9, 23
退行 50
第2次予防 8, 9, 23
第3次予防 8, 9
タイプA行動パターン 76, 77, 102
大麻 148
妥当性 29, 96
多理論統合モデル（Transtheoretical Model） 61, 67
男根期 47
知識要因 89
チャンピックス 58
注意過程 65
中年期 19
超自我（スーパーエゴ） 46
抵抗期（stage of resistance） 72
ディストレス 76
デイリーハッスルズ（daily hassles） 79
適応障害 145
δ波（デルタ波） 56
転移 50
投影法 97
動機づけ過程 65
道具的サポート 89
道具的条件づけ 30, 33, 51
統合失調症 138
統合失調スペクトラム障害および他の精神病性障害群 138
糖質コルチコイド 75

投射 50
逃避 50
トークンエコノミー法 126
特性 104

な

内因性 136
内的準拠枠 117
内的照合枠 （internal frame of reference） 42, 51
ナルコレプシー 147
ニコチン 58
――パッチ 58
2次的評価 79
日常への適用と評価 91
乳がん 23
乳幼児期 13
人間性心理学 38
妊娠 22, 25
認知行動療法（Cognitive Behavioral Therapy） 128
認知的側面 62
認知療法（Cognitive Therapy） 122
脳血管疾患 23
ノンレム睡眠 56, 147

は

パーソナリティ 105
発達論 46, 51
パニック症／パニック障害 141
場面見本法 101
般化 32, 36
反響言語 139
反響動作 139
半構造化面接法 100, 101
反ショック相（phase of counter shock） 72
反動形成 50
ピア・サポート 17, 25
非合理的信念（irrational belief） 120

疲弊期（stage of exhaustion）　72
評価的サポート　89
病気行動（illness behavior）　53
病者役割行動（sick-role behavior）　53
広場恐怖症　141
不安階層表　127, 153
不安症群／不安障害群　141
フォローアップ　92
副腎皮質　72
　　　——刺激ホルモン（Adrenocorticotropic Hormone；ACTH）　74
　　　——放出ホルモン（Corticopin-releasing Hormone；CRH）　74
物質関連障害および嗜癖性障害群　148
負の強化　34, 35
負の罰　35
部分強化　36
不眠障害　147
フラッシュバック　144
フラッディング　126
プリシード・プロシードモデル（PRECEDE-PROCEED Model）　61, 66
プロゲステロン　22
分化　33
文化脚本　133
ヘルスプロモーション　22
防衛機制　45, 49
紡錘波　56
方法論の体験　91
方法論の提示　91
保持過程　65
補償　50
ホルモンバランス　25
ホルモン療法　22

ま

マインドフルネス（mindfulness）　84
マタニティーブルー　23, 25
まとまりのない会話　139

見立て　154
無意識　97
　　　——層　44
無言　139
面接法　101
妄想性障害　141
モデリング　65, 155, 156
モラトリアム（猶予期間）　18
問題焦点型コーピング　80
問題の抽出　91

や

ユーストレス　76
予期憂慮　143
抑圧　45, 50
欲求五階層説　38, 51
予防　8

ら

来談者中心療法　39, 51, 116, 152
ライフ・キャリア　19
ラインケア　93
ラポール（信頼関係）　97, 123, 152, 156
力動論　49, 51
リビドー　46
臨床　151
　　　健康心理学　7, 9
　　——心理学　115
レストレスレッグス症候群　147
劣等感　12
レム睡眠　56, 147
連続強化　36
老年期　20
論理情動行動療法（Rational Emotive Behavior Therapy）　119

わ

ワーク・キャリア　19
わざとらしさ　139

人名索引

A
Ajzen, I.　63, 69

B
Bandura, A.　64, 65
Beck, A. T.　122
Becker, M. H.　62
Berne, E.　130
Bowlby, J.　48
Brentano, F.　6

C
Caplan, G.　8
Cattell, J. M.　6
Cobb, S.　53

D
Deeds, S. G.　66
Denollet, J.　77
DiClemente, C. C.　67

E
Elliss, A.　119
遠藤由美　41
Erikson, E. H.　11, 18
Evans, B.　7
Eysenck, H. J.　57, 124

F
Fishbein, M.　63
Folkman, S.　79
Freud, A.　49
Freud, S.　43-45, 47

G
Glass, D. C.　79
Green, L. W.　66
Guilford, J. P.　105

H
Hall, G. S.　6
Hathaway, S. R.　105
Holmes, T. H.　78
Hull, C. L.　33

I
石川利江　14

J
James, W.　6
Jenkins, C. D.　102

K
Kasl, S. V.　53
國分康孝　114, 121
Kreuter, M. W.　66

L
Lazarus, R. S.　79

M
間宮武　113
Marks, D. F.　7
Maslow, A. H.　6, 38
Matarazzo, J. A.　i, 2
Mckinley, J. C.　105
Meichenbaum, D.　129
茂木俊彦　14
森和代　14

宗像恒次　54

Murray, H. A.　40

Murray, M.　7

N

楡木満生　114

野村忍　77

O

大塚義孝　28

P

Partridge, K. B.　66

Pavlov, I. P.　30, 31, 33

Prochaska, J. O.　67

R

Rahe, R. H.　78

Rayner, R.　31

Rogers, C. R.　6, 38–42, 116

Rosenman, R. H.　102

Rosenstock, I. M.　62

S

Schultz, J. H.　82

Selye, H.　75

嶋信宏　88

Skinner, B. F.　6, 30, 33, 34, 124

杉山崇　91, 114

Sykes, C.　7

T

Tarner, J. M.　16

Temoshok, L.　77

Thorndike, E. L.　6

Titchener, E. B.　6

Tolman, E. C.　33

W

Watson, J. B.　6, 30–32

Wertheimer, M.　6

Wolpe, J.　124

Woodall, C.　7

Wundt, W.　6

Y

山蔦圭輔　91, 114

矢田部達郎　105

Z

Zyzanski, S. J.　102

著者紹介

山蔦圭輔（やまつた　けいすけ）

大妻女子大学人間関係学部准教授

早稲田大学大学院人間科学研究科博士後期課程修了

博士（人間科学）

主著に，『心理学・臨床心理学概論』（2011，北樹出版），『カウンセリングと援助の実際—医療・学校・産業・行政における心理的支援』（2011，北樹出版），『摂食障害および食行動異常予防に関する研究』（2012，ナカニシヤ出版），『こころの健康を支える臨床心理学』（2012，学研メディカル秀潤社）など。

ベーシック健康心理学

臨床への招待

| 2015 年 1 月 20 日 | 初版第 1 刷発行 | 定価はカヴァーに表示してあります |
| 2019 年 11 月 25 日 | 初版第 2 刷発行 | |

著　者　山蔦圭輔

発行者　中西良

発行所　株式会社ナカニシヤ出版

〒606-8161　京都市左京区一乗寺木ノ本町 15 番地

TEL 075-723-0111　FAX 075-723-0095

http://www.nakanishiya.co.jp/

Email　iihon-ippai@nakanishiya.co.jp

郵便振替　01030-0-13128

装幀＝白沢　正

印刷・製本＝亜細亜印刷

Printed in Japan.　© 2015 by K. Yamatsuta

ISBN978-4-7795-0918-6

「DSM-5」は米国 American Psychiatric Publishing により米国で商標登録されています。なお，本文中では，基本的に TM マークおよび R マークは省略しました。